中国中医研究院广安门医院 编

第一辑

U0294982

现代著名老中医名著重刊丛书

朱仁康

临床经验集——皮肤外科

人民卫生出版社

图书在版编目（CIP）数据

朱仁康临床经验集——皮肤外科/中国中医研究院
广案门医院编 · —北京：人民卫生出版社，2005.9
（现代著名老中医名著重刊丛书 第一辑）
ISBN 978-7-117-06969-4

Ⅰ．朱… Ⅱ．中… Ⅲ．皮肤病—中医学临床—经
验—中国—现代 Ⅳ．R272

中国版本图书馆 CIP 数据核字（2005）第 079969 号

门户网：www.pmph.com	出版物查询、网上书店
卫人网：www.ipmph.com	护士、医师、药师、中医 师、卫生资格考试培训

现代著名老中医名著重刊丛书
第 一 辑
朱仁康临床经验集——皮肤外科

编　　者：中国中医研究院广安门医院
出版发行：人民卫生出版社（中继线 010-59780011）
地　　址：北京市朝阳区潘家园南里 19 号
邮　　编：100021
E - mail：pmph @ pmph.com
购书热线：010-67605754　010-65264830
　　　　　010-59787586　010-59787592
印　　刷：三河市博文印刷有限公司
经　　销：新华书店
开　　本：850×1168　1/32　印张：10
字　　数：215 千字
版　　次：2005 年 10 月第 1 版　2024 年 4 月第 1 版第 18 次印刷
标准书号：ISBN 978-7-117-06969-4/R · 6970
定　　价：19.00 元

打击盗版举报电话：010-59787491　E-mail：WQ @ pmph.com
（凡属印装质量问题请与本社销售中心联系退换）

出 版 说 明

　　秦伯未、施今墨、蒲辅周等著名医家，既熟通旧学，又勤修新知；既提倡继承传统中医，又不排斥西医诊疗技术的应用，在中医学发展过程中起到了承前启后的作用。这批著作均成于他们的垂暮之年，有的甚至撰写于病榻之前，无论是亲自撰述，还是口传身授，或是其弟子整理，都集中反映了他们毕生所学和临床经验之精华，诸位名老中医不吝秘术、广求传播，所秉承的正是力求为民除瘼的一片赤诚之心。诸位先贤治学严谨，厚积薄发，所述医案，辨证明晰，治必效验，不仅具有很强的临床实用性，其中也不乏具有创造性的建树；医话著作则娓娓道来，深入浅出，是学习中医的难得佳作，为近世不可多得的传世之作。

　　由于原版书出版的时间已久，已很难见到，部分著作甚至已成为学习中医者的收藏珍品，为促进中医临床和中医学术水平的提高，我社决定将一批名医名著编为《现代著名老中医名著重刊丛书》分批出版，以飨读者。其中"第一辑"收录13种名著：

《中医临证备要》　　　　　　《施今墨临床经验集》
《蒲辅周医案》　　　　　　　《蒲辅周医疗经验》
《岳美中论医集》　　　　　　《岳美中医案集》
《郭士魁临床经验选集——杂病证治》

《钱伯煊妇科医案》　　　　　《朱小南妇科经验选》

《赵心波儿科临床经验选编》《赵锡武医疗经验》

《朱仁康临床经验集——皮肤外科》

《张赞臣临床经验选编》

这批名著原于 20 世纪 60 年代前后至 80 年代初在我社出版，自发行以来一直受到读者的广泛欢迎，其中多数品种的发行量都达到了数十万册，在中医界产生了很大的影响，对提高中医临床水平和中医事业的发展起到了极大的推动作用。

为使读者能够原汁原味地阅读名老中医原著，我们在重刊时采取尽可能保持原书原貌的原则，主要修改了原著中疏漏的少量印制错误，规范了文字用法和体例层次，在版式上则按照现在读者的阅读习惯予以编排。此外，为不影响原书内容的准确性，避免因换算造成的人为错误，部分旧制的药名、病名、医学术语、计量单位、现已淘汰的检测项目与方法等均未改动，保留了原貌。对于犀角、虎骨等现已禁止使用的药品，本次重刊也未予改动，希冀读者在临证时使用相应的代用品。

人民卫生出版社

2005 年 7 月

前　言

　　伟大领袖毛主席教导我们："中国医药学是一个伟大的宝库，应当努力发掘，加以提高。"整理老中医的临床经验，是贯彻党的中医政策，继承和发扬中医药学遗产的一项重要任务。敬爱的周总理生前非常关心我院老中医的继承工作，多次给以重要指示。为了进一步贯彻党的中医政策，做好继承整理老中医经验的工作，我院汇集整理了《朱仁康临床经验集》一书。

　　朱仁康老中医从事中医工作 40 余年，对皮肤科常见病、多发病及一般外科疾患均有较多的临床治疗经验。平时临证重视辨证论治；同时主张运用小方小药，对适用于农村推广的简、验、便、廉的方药，尤其推崇。在理论上亦颇有自己的见解，经常从事临床经验的总结和写作工作。本书是在朱仁康老医生指导下，由皮肤科庄国康、程殿琴等同志协助整理的。

　　全书内容分 3 部分。第一部分为论述，朱老医生提出关于皮肤外科疮疡的分类、病因病机、辨证论治的理论依据及其见解。第二部分为朱老医生的治验医案，选有 54 个病种、141 个病例，并对一些常见病、多发病的辨证分型及证治要点附有论述。第三部分介绍朱老医生的经验方及常用方。

由于我们水平有限，不足之处在所难免，恳切希望读者指正。

中医研究院广安门医院

1978 年 2 月

目　录

第
一
辑

2

第
一
辑

第一辑

6

论　述

　　此部分是根据朱老医生讲课资料整理而成。包括：①疮疡分类。蒐集历代外科医籍所载病名，作初步的归类分析，供西学中医生参考。②病因病机。关于疮疡的发病机制，朱老医生认为内因外因互相关联，不可分割，主要有卫气营血、脏腑病机、风湿热燥三者。③疮疡辨证。着重四诊，但因外科皮肤病发于体表，有形可见，更重于望诊，包括辨形色、辨皮损等。④疮疡论治。根据朱老医生的临床经验，常用的治疗法则概括为十二大法，作提纲式的叙述。

一、疮　疡　分　类

　　中医学认为凡在人体体表有形可见的一切疾患属于外科范畴。所以中医外科，古称疮疡科，所谓"疮者皮外也，疡者皮内也，痈者肉之间，疽者骨之里"已可见其大概。

　　（一）疮

　　疮为皮肤疾患的总称。而皮肤病在中医外科领域里占重要组成部分，包括癣、疥、疮、风、丹之类。现分述如下：

　　1. 癣　　癣者干疡也。癣者徙也，浸淫移徙，状如苔藓。《诸病源候论》说："癣病之状，皮肉隐疹，如钱文，渐渐增长，或圆或斜，痒痛有匡郭。"中医所称"癣病"，指皮损比较干燥，形态不定，或圆或斜，境界清晰的瘙痒性、浸润性损害。除指皮肤真菌病外，还包括好多种皮肤病。现据各家医书所载，归纳如下：①风癣：有匡郭，即年久不愈之顽癣，搔之顽痹不知痛。②牛癣：厚如牛领之皮。上二者类似神经性皮炎。③刀癣：无匡郭，纵斜无定，类似泛发性神经性皮炎。④白癣：白色砼砼（注：落下）然而痒。⑤干癣：有匡郭，抓之有白屑，皮枯。⑥松皮癣：状如苍松之皮，红白斑点相连。以上三者类似银屑病。⑦雀眼癣：纹小如雀眼。⑧狗皮癣、马皮癣：白色点缀相连。以上类似点滴状银屑病。⑨湿癣：赤湿痒，搔之多汁，类似湿疹。⑩丹癣：丹即高起，四围红赤。⑪圆癣，又称金钱癣、荷叶癣。⑫阳癣：见于裸出部位。⑬阴癣：发于大腿阴面，即股癣。以上均指皮肤真菌病。⑭吹花癣：见于脸部，春天发，指单纯糠疹。

2. 疥　疥，瘙也。疥，芥子，小也。一般指瘙痒性、散在性、丘疹性或丘疱疹的皮肤病。除疥疮外包括痒疹、丘疹性湿疹等。

又谓：凡疥先从手丫生起，绕遍周身，瘙痒无度，总由各经蕴毒，日久生火，兼受风湿，化生斯疾，或传染而生。疥可分为五种：①大疥：虫疥即疥疮。②马疥：皮肉高起，有根，痒剧，抓不知痛。类似结节性痒疹。③水疥：有水疱，水窠头。类似丘疹性湿疹。④干疥：瘙痒不出水，形如砂芥。类似痒疹。⑤湿疥：小疱皮薄，常有水出。类似湿疹。

3. 疮　疮者伤也，肌肉腐坏痛痒，苦楚伤烂而成，故名曰疮也（见《外科启玄》）。凡是有形、渗水或不渗水之皮损，均可称疮。例如黄水疮（脓疱病）、病疮（手背慢性湿疹）、秃疮（黄癣）、坐板疮（臀部多发性疖肿）、日晒疮（日光性皮炎）、冻疮、臁疮（下肢溃疡）等。

4. 风　可包括下述几类皮肤疾患：①皮肤肌腠外感风邪（包括毒风）而发的皮肤病，如风毒（植物-日光性皮炎、过敏性皮炎）；或因风邪外客，气血失运而致麻木不仁，如大麻风（麻风病）等。②肌肤瘙痒无度或搔之叠起白屑之皮肤病，如白屑风（头皮糠疹）、面游风（脂溢性皮炎）、白疕风（银屑病）等。③骤然发病，皮疹很快播散，游走不定或此起彼伏如风瘖瘤（荨麻疹）、赤白游风（血管神经性水肿）等。④皮色斑白或褐白相间，点片相连的一些皮肤病。由于风邪客于肌腠，引起气血凝滞或气血失和而成，如紫白癜风（汗斑、皮肤异色症）、白驳风（白癜风）等。

5. 丹　赤也，火也。凡是皮肤如丹涂之状，焮红成片，均称为丹。例如火丹（丹毒）、流火（下肢丹毒）、缠腰火丹（带状疱疹）、石火丹（固定性药疹）、梅核丹（结节性红斑）等。

（二）疡

指肿疡、溃疡及一切外科疾患。包括痈、疽、疔、疖、瘰疬之类，分述如下：

1. 痈　痈者壅也，邪热壅聚而成。①西医学所称之痈，指多头的疖肿，形如蜂窠，多发于项背，中医称对口、发背之类。②指急性化脓性炎症，热性脓肿，多发于肌肉之间，例如颈痈、臂痈、腿痈等；又有内痈，发于脏腑，如肺痈、肠痈等。

2. 疽 疽者沮也。气血为毒所阻滞而不行。①为阴疽，指冷性脓疡，发于筋骨之间，如附骨疽等。②指有头疽，如脑疽、背疽。同上述西医所称之痈。

3. 疔 疔者丁也，根脚坚硬如钉之状。①发于面部之疔肿，如中医所称人中疔、虎须疔。②手指部感染，如指头炎，中医称蛇头疔。③如伴发淋巴管炎称红丝疔等。

4. 疖 所患浮浅，肿不逾寸者为疖，易化脓，脓出即愈，如暑疖、热疖。至于疖病（多发性疖肿），又当别论。

5. 瘰疬 小者为瘰，大者为疬，多生于颈项，连及胸腋，指淋巴结结核。

二、疮疡病因病机

疮疡发病机制有内因外因之分。内因与七情、营卫气血、脏腑病机有关；外因与六淫之邪相关。朱老医生认为，内因外因互相关联，不能截然分开，而以内因为主。疮疡皮肤病虽发于体外，肌肤乃机体的一部分，故与整个机体营卫气血、经络脏腑，息息相关。肌肤腠理受邪，必渐趋于内；脏腑有病，亦可形诸于外。可因营卫气血，脏腑功能失调，存有内在因素，致使外邪易于入侵而触发。例如神经过度紧张，或受惊、恼怒、害怕易引起斑秃症；情志郁结，恼怒生气，易患大痈；卫外失固，风寒侵袭，风瘩瘟久发不愈等。兹就卫气营血、脏腑病机、风湿热燥分述如下。

（一）卫、气、营、血

1. 卫气 《灵枢·本藏》说："卫气者，所以温分肉，充皮肤，肥腠理，司开阖者也。"卫气充足则皮肤润泽，腠理致密，外邪不易入侵。卫气不足，则卫外失固，腠理不密，外风易袭，营卫失和而致发病，如风痦瘟。

2. 营卫 《素问·生气通天论》说："营气不从，逆于肉里，乃生痈肿。"《灵枢·痈疽》说："营卫稽留于经脉之中，则血泣而不行，不行则卫气从之而不通，壅遏而不得行，故热，大热不止，热胜则肉腐，肉腐则为脓。"以上简单地说明了痈肿发生的机理乃营卫不和。凡风、湿、热、毒诸邪，阻滞经络、肌腠之间，都可肇致营卫不和而发疮疡红肿、皮炎等病变（如痈疽、肿毒诸症），在治疗上除按不同病因，选用祛风、利湿、清热、解毒药之外，均需配合调和营卫之剂，即调和气血之法。

3. 营血 《灵枢·邪客》说："营气者，泌其津液，注之于脉，化以为血，以营四末，内注五脏六腑……""营"指血的作用，"血"指血液，合称为营血。营血周流循环，营养全身，肌肤毛发无不受其滋润。所以疮疡皮肤病的发生，与营血的关系甚为密切。临床上大致可分血虚、血热、血瘀、血燥四者，简述如下：

（1）血虚：肇致血虚的原因，不外：①脾胃运化失职或纳谷不馨，水谷精微无以化生营血。②大病之后，气血大伤。③冲任为血之海，妇女冲任失调。营血充足，则皮肤润泽，毛发乌黑；营血不足，如地之缺水，皮肤枯燥干坼，又如地之不毛，毛发枯落不长。常见下列诸症：

1）血虚肤失所养，风从内生，风胜则燥，则成血风疮（皮肤瘙痒症）。老年气血日衰，尤易致病。

2）发为血之余，虚则血不上潮，发失所养，则头发枯黄易落（脱发）。经云："血气盛则肾气强，肾气强则发黑，血气虚则肾气弱，肾气弱则骨髓枯竭，故发白。"

（2）血热：由于情绪紧张，心中烦躁，导致心火，产生血热（见"心主火"条）。青年人血气方刚，性情急躁，心火亢盛，导致血热。常见下列诸症：

1）血热生风，风动叶落，头发突然成片脱落，重者须眉俱落，称为油风（斑秃）；或血热伤营，而致少年白发。

2）风热或湿热内蕴，热伤营血，血热妄行，血溢成斑，则发紫斑。

（3）血瘀：经络乃营卫气血循行的径路，正常时畅通无阻，如因风寒湿热之邪阻于经络，气滞血瘀，运行不利，痹阻不通而变生诸症。

1）风湿阻于经络，气滞血瘀，而成结节性红斑。

2）风寒湿阻于经络，气血壅滞，营卫不和，着于皮肤则为皮痹（硬皮病）。

3）血郁于上，瘀血不去，新血不生，发为血之余，发不得血生，头发斑秃，日久不长。

4）肺经血热，外为风冷所乘，热血因寒而凝，症见鼻色黯紫（酒皶鼻）。

5）由于瘀血阻滞，血不养肤，风从内生，而见风瘙痒（皮肤瘙痒症）、风痞瘰（荨麻疹）等症。

（4）血燥：造成血燥的原因，一般由血热或血虚二者转变而来，前者属血热风燥，后者为血虚风燥。

1）血热风燥：①血热生风，风盛则燥，如白疕风（银屑病）初起红点成片，层层脱屑。②肌热汗出当风，风入毛孔，风胜燥血，如白屑风、面游风（脂溢性皮炎）等症。凡皮肤潮红，发痒脱屑，均属血热风燥。

2）血虚风燥，病久风燥伤血，血虚皮肤失润，皮燥发痒，如白疕风日久，白屑飞舞；面游风，痒如虫行；风瘙痒（皮肤瘙痒症），皮损不红，但见瘙痒无度，均属血虚风燥。

（二）脏腑病机

1. 心主火，《内经》云："诸痛痒疮，皆属于心。"由于心绪烦扰（精神因素）产生心火，又心主血脉，心火亢盛则致血热，外发疮疡。皮肤病属于血热的居多数。

2. 肝主风，血虚则肝失所养，风从内生，此属内风。皮肤干燥发痒，成为风瘙痒（皮肤瘙痒症）。肝主筋，其华在爪，爪为筋之余。肝血不足，肝经血燥，则爪甲枯槁，甲病生焉。例如匙形甲、指甲空、指甲不长等症。

3. 脾主湿，《内经》曰："诸湿肿满，皆属于脾。"由于饮食不节，过食鱼腥、海味、膏粱厚味、茶酒五辛之品，脾虚失于健运，产生内湿。脾主肌肉，脾湿浸淫则生湿疮；脾主四肢，多见于手足等处。

脾其华在唇，脾胃经积热则口唇生疮如热气疮（单纯疱疹）、唇风（唇炎）等。

4. 肺主燥，肺主皮毛，肺经阴伤则毛发干燥，如（毛囊角化症、毛发红糠疹）。皮毛有卫外固表作用，与卫气有关。

肺开窍于鼻，肺经有热则起酒皶、粉刺、雀斑等症。

5. 肾主水，其色黑，肾水上泛，或水少火盛，则面目黧黑（黄褐斑、黑变病）。又如结缔组织病的病机，与肾阴肾阳亦有重要关系。

肾其华在发，肾虚则发枯发落。

（三）风、湿、热、燥

风、寒、暑、湿、燥、火六淫中，与疮疡皮肤病有关的，以风、湿、热（火）、燥为主。这里不仅指外因，亦包括内因，内因的产生与上节脏腑病机有关。

1. 风　风在疮疡皮肤病中占主要地位，所谓"风为六淫之首"，"风为百病之长"。以"风"来命名的外科皮肤病不下几十种，其涵义不仅指病因，且在治疗上具有指导意义。

风，可分外风、内风二类：

外风：风邪外袭，有隙必乘，入侵于皮毛腠理之间。或因卫气失固，外风易袭。这里所指的风，亦包括其他外来致病因素，如接触物、花粉等。

内风：肝藏血，营血不足，血不养肝，风从内生（见脏腑病机）。

风邪为病的特征：

（1）风善行而数变，表现为倏现倏隐，如风瘔瘤（荨麻疹）；游走无定，如赤白游风（血管神经性水肿）；突然而起，如风毒肿（过敏性皮炎）；多形性皮疹，如红云风（多形性红斑）。

（2）风性趋上，多见头面及上半身，如白屑风、面游风（脂溢性皮炎）等。

（3）风胜则燥，层层脱屑，皮肤干裂，如白疕风（银屑病）、鹅掌风（手癣）等。

（4）风为阳邪，易于化火、化热，如风毒肿。

（5）癣常有形，风常无形，初起皮肤表面毫无迹象，但肌肤淫淫作痒，有如虫爬，如风瘙痒（皮肤瘙痒症）。

2. 湿　湿亦是外科疮疡发病原因之一，《内经》云："地之湿气感则害皮肉筋脉。"又云："汗出见湿，乃生痤痱。"湿亦有外湿、内湿之分，而内湿是主要的。

外湿：湿从外来，如地居卑湿，坐卧湿地等，如由于水中作业、水湿浸渍而起的水渍疮（水田皮炎），幼儿流涎引起的面洇疮，尿水浸渍的洇尻疮（尿布皮炎），水湿浸脐的脐疮，雨后湿蒸、赤足涉于桑田而起的粪怪毒（钩虫皮炎），均属于外湿引起的，此外还包括一些真菌病在内。

内湿：脾为湿土，易于生湿，脾虚失运，则水湿停滞。由于饮食失当，多饮茶酒而生茶湿、酒湿，多餐油腻五辛、鱼腥海味、甜腻之物（甘伤湿），又有生冷水果，损伤脾阳，脾阳不振，水湿不运，都可使脾湿内生。脾主肌肉，脾湿浸淫而生湿疮；湿常与热结，湿热浸淫而发全身则成浸淫疮（泛发性湿疹）。

湿邪为病的特征：

（1）脾主四肢，湿病常见于手足等处如湿病疮（手足背湿疹）。

（2）湿性下趋，伤于湿者下先受之，如水湿多停滞于低洼之处。湿病多见于下部，例如湿脚气（脚癣）、湿臁疮（小腿湿疹）、胞漏疮（阴囊湿疹）之类。

（3）湿亦可浸淫上行，如湿与热结，湿化水气，易于上蒸，如旋耳疮（耳廓湿疹）、羊须疮之类。

（4）湿为阴邪，粘滞难化，因此病多缠绵，如湿疹常为亚急性或慢性。

3. 热、火 火与热为同类，火为热之渐，程度不同而已，热盛则化火、化毒，可分内火、外火。

外火：热常与他邪结合，如风热、湿热、暑热，而且皆易化火化毒，如风热化为火毒则发抱头火丹（颜面丹毒），湿热化为火毒则为流火（下肢丹毒），暑热化为火毒则成痱毒（汗腺炎）、暑疖（疖肿），又有火热之气直接伤及皮肤则为烫火伤（烧伤）。

内火：五脏之火都属内火，如心经有热，心火亢盛，产生血热，易发疮疡；心肝之火则发缠腰火丹（带状疱疹）；脾经积热则发热气疮（单纯疱疹）；肺火重则发鼻皶、酒刺等。

热、火邪为病的特征：

（1）《内经》云："诸逆冲上，皆属于火。"火性炎上，火焰上窜，热气上腾，常见于头面诸病，如抱头火丹（颜面丹毒）、面游风毒（过敏性皮炎）。

（2）火为阳邪，发病暴速，蔓延极快，皮肤鲜红，色如涂丹，如丹毒、流火。

4. 燥 燥亦有外燥、内燥之分。

外燥：秋令天气亢燥，常见皮肤干燥发痒、皲裂等症。

内燥：①血燥：一则为血热风燥，二则为血虚风燥（见上节"血燥"条）。②肺燥：肺主皮毛，肺阴伤则毛发干燥（见脏腑病机）。③脾燥：脾不能为胃行其津液而输布全身，而见皮肤角化诸证。

燥邪为病的特征：皮干则揭，燥胜则见皲裂、脱屑等症。

三、疮疡辨证

皮肤是机体的一部分，覆盖于体表，内有经络与五脏六腑相系。肌肤腠理受邪，必渐趋于内，脏腑有病亦可形诸于外，内外相关是一个整体。因此疮疡皮肤病和其他内科疾病一样，要从整体观点，通过望、闻、问、切，四诊八纲，来进行辨证论治。皮肤病又有自身的特点，其自觉症状或皮损形态，往往可以在体表表现出来，使我们肉眼可以直接看到，给临床辨证论治带来有利条件。现分述如下：

（一）辨脉象、舌苔

1. 辨脉象　脉象在皮肤病的诊疗中有一定参考价值。例如：风盛，常见弦脉、浮脉；湿盛，常见滑脉、缓脉、濡脉；热盛，常带数脉。风热证，弦而带数或浮数；湿热证，滑而带数；风湿证，弦滑；脾湿证，缓滑；风寒证，弦而缓。

2. 辨舌苔　辨舌苔为望诊的一种。通过观察舌质、舌苔表现，以帮助临床辨证。

（1）舌质红，主热。红而起刺为血热；舌尖红为心火，舌边红为风热；舌质红而干，苔光剥，系阴虚有热；舌质红，苔薄白为湿轻热重；舌质红，苔白腻为湿重热轻；舌质红，苔薄白、干燥，为风燥；舌质红，苔黄，为脾胃有热；舌质红，苔黄燥，便干者里热盛；舌质红，苔黄厚腻带灰，为湿热俱重。

（2）舌质淡，为血虚。舌质淡，苔白滑为风寒。

（二）辨痒痛麻木

1. 辨痒

风痒：多指外感风邪客于肌肤所致瘙痒。风性善行而数变，袭于肌肤，走窜入注，则遍身瘙痒，如风痞瘤（荨麻疹）。

燥痒：风胜则燥或因血虚风燥，肌肤失养引起之燥痒，如风瘙痒（皮肤瘙痒症）。

湿痒：湿留肌表，积湿生热，黄水频流，浸淫四窜而作痒，如湿疹等。

虫痒：蕴湿生虫，其痒尤烈如虫疥（疥疮）等。

2. 辨痛　凡气血壅滞，不通则痛。痛可分为寒痛、热痛、虚痛、实痛、风痛、气痛、瘀血痛等。其中以寒痛、热痛、瘀血痛与疮疡皮肤病关系较密切。

寒痛：痛处不移，遇冷则甚，如脉管炎。

热痛：皮色焮红赤肿，灼热疼痛，遇冷则痛减，如缠腰火丹。或因热毒壅盛，经脉阻塞，气血不行引起之疼痛，如痛疖疔疮，阳证之疼痛。

瘀血痛：初起隐痛，微胀，微热，皮色黯红，继则皮色青紫而胀痛。如静脉炎、结节性红斑等。

3. 辨麻木　麻为血不运，木为气不行，故麻者木之轻也，木者麻之重也。凡是肌肤已死，气血不运，就感到麻木不仁，如大麻风。若肿疡之现麻痛者，系疮毒壅塞，气血失运所致，如疔毒。若溃疡见麻木者，系气血亏虚之表现。

（三）辨形色

1. 辨肿　肿与痛关系密切，人身气血，周流不息，稍有壅滞就会发生肿痛。肿可分为虚肿、实肿、火肿、寒肿、湿肿、风肿、痰肿、气肿、郁肿、瘀肿等。与疮疡皮肤病有关的肿有下述几种。

实肿：肿块高突，疮肿肉不肿，如化脓性炎症性疾患，痈、疖等均属之。

湿肿：皮肤潮红或淡红，肿而脂水频流者，如急性湿疹等。

风肿：肿处比较宣浮，随处可生，游走不定，如风疹块、血管神经性水肿、植物-日光性皮炎等。

痰肿：肿处皮肤不红不热，按之有核块，属中医所称痰核之类，如脂肪瘤、皮肤囊虫病、淋巴结核等。

瘀肿：肿处皮肤紫黯或黯红色，触之发硬或可凹性水肿，如硬结性红斑、结节性红斑、多形性红斑等。

2. 辨皮损　主要是根据局部皮肤皮疹形态来进行辨证治疗。这是中医皮肤外科临床施治的主要依据。皮损形态包括皮疹大小、境界、排列、色泽、部位等。

（1）辨斑：

凡是点大成片，摊于皮肤之上，斑斑如锦文，抚之又不碍手者为斑。

1）辨红斑

①温热发斑型：指弥漫性潮红及大片之红斑，伴有身热（或不伴身热）等全身症状者。例如药物性皮炎、红皮症、系统性红斑狼疮等。可按中医温热病卫、气、营、血传变学说来指导治疗，以凉血、清热、解毒为主。

温邪入里，波及营血，容易伤阴灼液，除斑疹隐现外，尚可见内热伤阴证候，如见舌质红绛或紫晦，脉沉细而数，身热或其他血热妄行等症状。治拟凉血清热，佐以滋阴增液。

②热毒型：指热毒所引起之红斑，多见于一般化脓性感染。此系热毒之邪，浸淫肌肤，引起焮肿成片，赤热疼痛，伴有身热，口渴，大便干，脉洪大，舌质红，

苔黄燥，例如丹毒、流火、缠腰火丹等。治宜清热解毒法，投以苦寒清热药为主。如红斑上见有水疱可加以利湿之剂。

2）辨紫红斑：正常肌肤，皮肤红润光泽；如气血不和，引起气血瘀滞，即现紫斑、紫红斑，重则转为紫黑斑。例如：

①因湿热下注，致气血郁滞，阻于脉络，下腿出现结节、紫红斑、浮肿等症状，如瓜藤缠（下肢结节性疾患）等病，治宜祛瘀活血，佐以清热利湿之剂。

②因气血郁滞，郁久化热，所引起之紫红斑或紫红色斑丘疹如红云风、猫眼疮（多形性红斑）等，治宜凉血活血。

③因血分蕴热，逼血外溢络脉，引起紫癜、青腿（坏血病），治疗亦以凉血、活血为主。

④因寒邪外束而致寒凝血滞引起之紫斑，如冻疮，治宜温经散寒、祛瘀活血。

3）辨黑斑：一般多从肝肾两脏来辨证。

①从肝脏辨证：肝藏血，凡是忧思抑郁引起之肝气郁滞，郁久化热，伤阴灼血，血弱无华，颜面部发黧黑斑（黄褐斑），治宜养血平肝。

②从肾脏辨证：肾色为黑，凡肾阴、肾阳不足均可引起皮肤色素沉着。肾阳不足或命门火衰，可使虚阳上越，肌肤粘膜出现黧黑斑，除皮肤粘膜色素沉着外，尚可见阳痿、早泄、五更泄泻、困乏无力、腰酸背痛等症状，例如阿狄森氏病、黑毛舌等，治拟温肾助阳。

凡肾阴不足，水亏火滞，火郁于孙络血分，肾的本色即显露于外。例如利尔氏黑变病、中毒性黑变病等，治拟滋肾降火。

第
一
辑

4）辨白斑：凡是皮色斑白，点片相间的色素脱失斑，中医认为系风邪搏于肌肤，致令气血失和，或风邪外袭，气血凝滞，毛窍闭塞而发。总之是由风邪外客引起气血失和而起。如白驳风（白癜风）、紫白癜风（汗斑）等，治宜祛风和血为主。

（2）辨斑丘疹、丘疹：这类皮疹大都淡红或黯红色，瘙痒无度，散在或集簇，多见于风热证，如粟疮（丘疹性湿疹）等，治拟疏风清热。

（3）辨水疱：包括丘疱疹、水疱、大疱或浸淫湿烂等。以上均属水湿为患，湿邪外溢，轻则起疱，重则浸淫湿烂。例如水湿上泛则发旋耳疮，湿热下注则发胞漏疮。凡脾经有湿，肌中蕴热，湿热相搏而引起皮肤潮红渗水，治拟利湿清热或淡渗利湿。又有毒热内炽而发生大疱如天疱疮，则宜清热败毒。如因脾湿内蕴而发生水疱，则宜健脾除湿。

（4）辨脓疱：皮肤病所见之脓疱或丘脓疱疹，周边常见有红晕或伴有全身发热不适，治宜清热解毒。

四、疮疡论治

治疗疮疡皮肤病，首先必须具有整体观念，不能仅仅看作局部浅表的病，而是与整体营卫气血、脏腑机理有重要联系。因此在防治上，必须强调从整体来看问题，不但要从事外治法，更重要的是着重内治法。古人认为"治外必本诸内，治内亦就治外"。同其他科一样，都要通过审证求因、辨证分型，既可同病异治，亦可异病同治。这里根据朱老医生临床经验，将常用的治疗法则初步归纳为十二大法，综述如下。

（一）消风清热（用于风热证）

理：（证属）①风热相搏，营卫失和，如风痦瘤（荨麻疹）。②若风热久羁，未经发散则反复发作（慢性荨麻疹）。③内蕴血热，多感外风，如风瘾疹（人工荨麻疹）、风热疮（玫瑰糠疹）、粟疮（丘疹性湿疹）等。

（症见）身起丘疹，红斑，风团，发痒。舌质红、苔薄白或薄黄，脉弦、滑、数。

法：①消风清热；②搜风清热；③凉血消风。

方：①消风清热饮（8）、疏风清热饮（35）；②乌蛇搜风汤（36）；③凉血消风散（6）。［注：方名后括号中的序号为下文"经验方及常用方"的序号］

药：轻则用荆芥、蝉蜕、浮萍、白蒺藜轻疏风邪。风重用乌蛇、防风、羌活、白芷搜风散邪。血热用生地、丹皮、知母、生石膏凉血清热。热重用黄连、黄芩、苦参、大青叶苦寒清热。佐以当归、丹参、赤芍和营之品。随证选药。

（二）祛风散寒（用于风寒证）

理：（证属）卫外不固，风冷易袭。

（症见）风痦瘤遇风着冷即起，日久不愈（如冷激性荨麻疹）。舌淡苔薄白，脉紧或缓。

法：①固卫御风；②温经散寒。

方：轻症用固卫御风汤（10），重症用止痒永安汤（38）。

药：黄芪、防风、白术以固卫；麻黄、桂枝温经散寒；羌活、荆芥、防风、白芷祛风散寒。必要时加当归、赤芍、桃仁、红花活血和营以祛风。

（三）祛风胜湿（用于风湿热证）

理：（证属）①内蕴湿热，外受于风，如风痦瘤（丘疹性荨麻疹）。②风重于湿如肾囊风（慢性阴囊湿疹）干燥发痒。③风湿热俱重之证如火赤疮（疱疹样皮炎）。

（症见）风轻则痒轻，风重则痒重。湿热则起水疱舌红苔薄白。湿热俱重则起大疱，肤红赤。舌红苔黄腻，脉弦滑数。

法：祛风、胜湿、清热。

方：①祛风胜湿汤(9)；②祛风燥湿汤(34)；③解毒泻心汤(46)。

药：风轻用荆芥、防风、蝉蜕，风重用乌蛇、羌活、白芷。湿轻用陈皮、茯苓，湿重用黄连、黄芩。热轻用银花、甘草，热重用知母、生石膏。随证选用。

（四）利湿清热（用于湿热证）

理：（证属）①湿热浸淫，如浸淫疮（泛发性湿疹），湿热下注化为火毒，如流火（下肢丹毒）。②脾胃湿热上蒸，如羊须疮（须疮）。③湿热下注，如湿臁疮（小腿湿疹）。

（症见）流水浸淫，或起水疱，焮红发痒。舌红苔薄黄或黄腻，脉滑数。

法：利湿清热。

方：①利湿清热方（1）、龙胆泻肝汤（28）；②芩连平胃散（48）；③萆薢渗湿汤（31）。

药：龙胆草、黄芩、山栀、黄连、木通苦寒清热除湿；赤苓、泽泻、萆薢、滑石、车前子淡渗利湿。

（五）健脾理湿（用于脾湿证）

理：（证属）①脾湿泛滥，如浸淫疮（泛发性湿疹）。②脾经湿热，湿重于热，如缠腰蛇丹（带状疱疹水疱型）。③小儿胎𤻡疮（婴儿湿疹）。

（症见）身起水疱，流水发痒，皮色不红，或见胃痛，纳呆，便溏。舌淡苔白腻，脉濡、缓、滑。

法：健脾理湿。

方：①健脾除湿汤（2）、芳香化湿汤（4）；②除湿胃苓汤（29）；③小儿化湿汤（5）。

药：苍术、白术、厚朴、陈皮健脾理湿；茯苓、猪苓、泽泻、六一散淡渗利湿；藿香、佩兰芳香化湿；桂枝或肉桂通阳化气。

（六）凉血清热（用于血热证）

理：（证属）①肺经血热，如痤疮、酒皶鼻。②血热风燥，如白疕风（银屑病进行期）。③热重于湿，如粟疮（丘疹性湿疹）。④青少年血热发生斑秃或白发。⑤风热伤营，血溢成斑如过敏性紫癜。

（症见）舌质红绛，少苔，脉细数。

法：凉血清热。

方：①凉血清肺饮（19）、凉血四物汤（53）；②白疕一号方（20）；③凉血除湿汤（30）；④乌发丸（72）；⑤凉血清热方。

药：生地、丹皮、赤芍、槐花、紫草、侧柏叶、旱莲草凉血；黄芩、大青叶、知母、苦参、生石膏清热。

（七）清营败毒（用于毒热证）

理：（证属）①中药毒之气，如风毒肿（药物性皮炎）。②温毒入营，壮热发斑，如红斑狼疮。③心火妄动，血热内盛，如寻常性天疱疮。④毒热内炽，伤阴耗液，皮肤失养，如剥脱性皮炎。

（症见）身起红斑或大疱，或皮肤大片潮红脱屑，或皮肤剥脱或伴发高热。舌红或绛，苔黄或光剥，脉细数。

法：凉营，清热，败毒。

方：①皮炎汤（16）；②清瘟败毒饮（45）；③解毒泻心汤（46）；④增液解毒汤（17）。

药：犀角、生地、丹皮、赤芍凉营清热；知母、生石膏清肌热；银花、连翘、生甘草清热解毒；苔黄用黄连、黄芩、大青叶苦寒清热；舌绛光剥用玄参、沙参、石斛、麦冬、花粉、炙鳖甲等滋阴增液。随证选用。

（八）清热解毒（用于热毒证）

理：（证属）外受风热、湿热、暑热之邪，均能化火化毒，热毒壅聚、营卫不和而成疮。如疖、毛囊炎、脓疱疮、痈、疔、丹毒等。

法：清热解毒，托毒消肿。

方：①消炎方（18），用治疖、毛囊炎、脓疱疮等。②消痈汤（42），用于治痈。③地丁饮（41），用治疔疮。④清暑解毒饮（43），用治热疖痱毒。⑤普济消毒饮（44），用治颜面丹毒。

药：黄连、黄芩、山栀、大青叶苦寒清热；地丁、野菊花、蚤休、公英、银花、连翘、生甘草清热解毒；归尾、赤芍和营消肿；山甲、皂角刺托毒消肿。

（九）养血熄风（用于血虚证）

理：（证属）①血热生风，风燥伤血，如风瘙痒（皮肤瘙痒症）、阴囊瘙痒、女阴瘙痒等。②气血两亏，肌肤失养，如老年瘙痒症、脂溢性皮炎、神经性皮炎、白疕风（银屑病）等，日久均能风燥伤阴耗血。

（症见）皮肤干燥瘙痒，脱屑，重则周身皮肤潮红甲错。舌淡苔净，或舌绛苔光，脉细弦。

法：养血熄风，滋阴润燥。

论述

19

方：①养血消风散(7)；②止痒熄风方(13)、养血熄风方(14)、风癣汤(26)、养血润肤饮(62)。

药：当归、白芍、生熟地、丹参养血；荆芥、白蒺藜消风；煅龙牡、珍珠母潜阳熄风；玄参、麦冬、麻仁、甘草滋阴润燥；桃仁、红花、茜草活血祛风。随证选用。

（十）活血化瘀（用于血瘀证）

理：（证属）①营卫不从，逆于肉里，乃生痈肿。②湿热下注，瘀阻脉络，结聚成核如梅核丹（结节性红斑）。③寒凝络痹，气血不能贯注，如脉痹（脉管炎）。④阳气不足，不能达于肢末，气血运行不利，则手足紫绀，如雷诺氏征。⑤风寒湿邪阻络，气血痹滞不行，如皮痹（硬皮病）。⑥瘀血阻于经络，营卫之气不宣，血不养肤，风从内生，而致风瘟瘤、风瘙痒，日久发作。⑦瘀血不去，新血不生，斑秃日久不长。⑧酒皶鼻，日久热血因寒而凝。

（症见）舌质紫黯或有瘀斑，脉细涩。

法：活血化瘀，通络行痹。

方：①和营消肿汤（54）；②通络活血方（27）；③、④当归四逆汤（56）、阳和汤（58）；⑤独活寄生汤（55）；⑥活血祛风汤（12）；⑦通窍活血汤（57）。

药：归尾、赤芍、川芎、桃仁、红花活血化瘀；牛膝、泽兰、茜草、王不留行行血破瘀；黄芪补气、青皮、香附行气，气行血亦行；肉桂、桂枝、独活、地龙温经通络。

（十一）滋阴降火（用于阴虚证）

理：（证属）①肾阴不足，水亏火旺。阴虚内热，见于红斑狼疮阴虚型。②毒热伤阴，如寻常性天疱疮、疱疹样脓疱病等。③阴虚火盛，郁于经络，面现黑斑（黄褐斑或黑变病）。

（症见）面颧潮红，脸起红斑，或起黑斑或身起大疱、疱疹，舌绛苔光，脉细数。

法：滋阴降火。

方：①知柏地黄汤加味；②增液解毒汤（17）；③知柏地黄丸、大补阴丸。

药：知柏八味加青蒿、龟甲、鳖甲、女贞子、旱莲草滋肾清热；生地、玄参、丹皮、赤芍凉血清热；麦冬、石斛、花粉滋阴增液；银花、连翘、甘草清热解毒。

（十二）温肾壮阳（用于阳虚证）

理：（证属）①肾阳不足，阳气不达肢末，肢端紫绀，常见于红斑狼疮、硬皮病等。②肾阳虚，水气上泛，肾之本色显露于外，而现黧黑斑（黑变病），或阿狄森氏病、黑毛舌等。

（症见）面色㿠白，腰酸腿痛，畏寒肢冷，舌淡而胖，尺脉细弱。

法：温肾壮阳。

方：肾气丸、右归饮。

药：在上方基础上加用仙灵脾、仙茅、胡芦巴、巴戟天、菟丝子等温肾壮阳之品。

医　　案

痈（3 例）

〔例一〕　邱某，女，85 岁，病历号 163198，初诊日期：1966 年 11 月 16 日。

主诉：后颈部长疮，畏寒发热已 7 天。

现病史：1 周前，项后起粟粒状小疮，未予重视，渐见肿硬扩大，疼痛掣及肩背，并有沉重之感，颈项转动困难，伴有畏寒发烧，饮食不振，曾注射青霉素 3 天，未见明显效果，肿疼加重，彻夜不眠，要求中医治疗。

检查：项后居中，有 7 厘米 ×9 厘米肿块，上有脓头无数，状如筛孔，脓栓堵塞，脓水外流不畅，四周肿硬灼热，疼痛拒按。体温 38.5℃，白细胞计数 18000/立方毫米，中性 84％，淋巴 16％。

脉细带数，苔薄黄。

中医诊断：对口。

西医诊断：痈。

证属：郁火内结，热聚成痈。

治则：补正托毒，和营清热。

药用：生黄芪 9 克　归尾 9 克　赤芍 9 克　防风 6 克　陈皮 6 克　远志 9 克　白芷 6 克　炙甲片 9 克　皂角刺 9 克

银花9克　生甘草4.5克　3剂，水煎服。

外用：重升丹（142）加玉露膏（120）。

二诊：（11月19日）3日来脓泄大畅，肿痛日轻，尚见头晕而疼。脉细弱，舌淡，苔净。前方加菊花9克，3剂，水煎服。

三诊：（11月22日）脓腐渐脱，下露新肌，头痛轻，胃纳渐馨。脉弦细，苔薄黄腻。仍宗前方加钩藤9克，服3剂。

四诊：（11月25日）创面脓腐已清，肿亦全消，但有空腔，皮肉不能粘连。头项尚有压痛，脉苔如前。拟以补益气血，促其生肌，佐以平肝熄风。

药用：生黄芪12克　川芎4.5克　归尾9克　赤芍9克　白芷9克　菊花9克　石决明（打）12克　钩藤9克　银花9克　远志9克　生甘草6克　3剂。

外用：五五丹（142）加玉红膏（123）并用纱布垫压紧包扎。

五诊：（11月28日）四周皮色转红，皮肉已见粘连，疮口逐渐缩小，头痛已除，续以清补之剂以收功。

药用：生黄芪12克　当归9克　川芎4.5克　赤芍9克　银花9克　菊花9克　陈皮9克　生甘草4.5克

3剂后收口。

本例由于恼怒生气，郁火内结，毒热壅聚而成。年虽过八旬高龄，但体质尚健，正气未虚，故正能克邪，症见红肿热痛，显属阳证。因此，投以清托之剂，方中用生黄芪补正托毒，远志解郁散风。3剂后即见脓毒畅泄，肿痛俱减。6剂后，脓腐渐脱，但皮肉不粘连，疮内有空腔，用药着重补气活血，促其生肌，不久即收口。

〔**例二**〕 赵某，女，66 岁，住院号 9000，初诊日期：1956 年 11 月 9 日。

主诉：颈后长疮 9 天。

现病史：于 9 天前在颈后偏右侧起一米粒大疮头，初痒后痛，肿块日见向四周扩大，但平坦不隆起，不红，但觉闷痛，颈项转动不利，不思饮食，精神萎靡，表情淡漠。

检查：后颈项右侧可见一手掌大肿块，漫肿坚硬，皮色不红，疮肿不高突，中间脓孔簇聚，但渗血水而不见脓液。面色微黄，痛苦面容，呻吟不语，神情委顿。

体温 38.2℃，脉沉细弱，舌淡，苔薄布。

白细胞计数 17600／立方毫米，中性 86％，淋巴 14％。

中医诊断：偏口。

西医诊断：痈。

证属：高龄气血日衰，正虚邪陷之象。

治则：益气和营，补正托毒。

药用：绵黄芪 15 克　当归 12 克　炒赤芍 9 克　川芎 6 克　炒远志 9 克　大贝母 9 克　炒甲珠 6 克　皂角刺 9 克　1 剂，水煎服

二诊：（11 月 10 日）证由情志郁结所起，且在邪势鸱张之候，正不胜邪，疮不高突，仍有扩散之虞，午后热鸱头痛，所幸药后纳食较思，睡眠尚安，犹属佳兆，但高年仍虞毒陷，还当托里消肿。

药用：生黄芪 30 克　羌独活各 6 克　炒远志 6 克　当归 9 克　大贝母 9 克　茯苓 9 克　炙甲片 9 克　皂角刺 9 克　2 剂，水煎服。

外用：冲和膏。

三诊：（11 月 12 日）补正托毒之后，已见脓毒得泄，肿疼趋轻，精神渐振，胃纳欠佳，热势已挫，体温37.6℃，已见转危为安，继宗前法。上方加赤芍 6 克，服 2 剂。

外用：重升丹（142），外敷金黄膏（121）。

四诊：（11 月 14 日）脓泄大畅，疼痛日轻，向安之象，前法应机。前方加忍冬藤 9 克，3 剂，水煎服。

五诊：（11 月 17 日）脓渐清，下露新肌，余坚未消，脉虚细，仍当补气血而消余坚。前方加丝瓜络 9 克，草河车 9 克，服 3 剂。外用五五丹（142）。

六诊：（11 月 20 日）疮口如钱币大小，肉芽鲜红，出院在门诊换药。外用玉肌丹（142）加玉红膏纱条，10 天后疮面收口。

患者亦属高龄，初起疡不高肿，平塌不起，皮色不红，根盘日向四周扩大，但流血水而无脓，精神萎靡，显有正虚邪陷之象，属于逆证。及时重用芪、归、芎、芍益气和营以补正，佐以甲片、皂刺、白芷等以内托。3 剂后即显有好转，脓毒得泄，肿痛趋轻，精神渐振，继以前方出入，转危为安。

〔例三〕 李某，男，34 岁，病历号 21267，初诊日期：1957 年 12 月 12 日。

主诉：背部右上方生疮 10 天。

现病史：于 10 天前患者发现背部右上方生一米粒大疙瘩，周围灼红，轻度疼痒，亦不介意，3 天后肿块逐渐扩大，渐感痛彻右侧肩背，右手伸举亦感困难，伴有畏寒发烧，曾注射青霉素多针，病情未能控制，要求中医治疗。

检查：右上背部有鲜红色坚硬肿块约 15 厘米×12

厘米，中间有疮头已溃，但有脓栓阻塞，脓泄不畅，平塌不高，压痛拒按。

体温38℃，脉象滑数，舌红，苔薄黄腻。

白细胞总数16800／立方毫米，中性80％。

中医诊断：搭手。

西医诊断：痈。

证属：湿热蕴毒上壅，营卫不从。

症见：右上搭手起时微小粟粒，根盘阔大，形如覆碗，痛掣肩背，色虽焮红，但疮顶不起，尚有外扩之势。

治则：理湿清热，和营化毒。

药用：川朴9克　赤苓12克　炒山栀9克　草河车9克　大贝母9克　当归尾9克　赤芍9克　炙山甲9克　皂角刺9克　丝瓜络9克　1剂，水煎服。

二诊：（12月13日）今晚入院，午后形寒发热，体温39.2℃，头疼汗出后，热势略挫，疮顶已见焮红高突，脓毒犹未外泄。脉浮滑数，舌苔黄腻。先拟透达外托。

药用：荆芥9克　防风6克　归尾9克　赤苓9克　大贝母9克　草河车6克　炒山栀9克　连翘9克　钩藤9克　炙甲片6克　3剂。

外用：重升丹（142），外敷玉露膏（120）。

三诊：（12月16日）昨宵疮疡脓泄甚畅，肿疼得缓，表证疏解，热势已挫，但湿热蕴滞不化，纳食不馨。脉弦带数，舌苔白腻。治拟和营化湿。

川朴9克　赤苓9克　陈皮6克　炒薏仁9克　防风4.5克　归尾9克　赤芍6克　草河车6克　2剂，水煎服。

四诊：（12月18日）脓泄肿退，疼痛已轻，胃纳渐佳，苔腻未化。继服前方加丝瓜络9克，3剂，水煎服。

五诊：（12月21日）患者出院时留6厘米×5厘米疮面，周围皮肤不粘连，外掺五五丹，并用厚纱布棉垫压迫使空腔闭合，2周后愈合。

本例年方壮龄，患右上背搭手症，根盘阔大，色虽焮红，但由于湿热壅滞，营卫不和，疮顶不起，尚有扩大之势。方用川朴、赤苓、山栀理湿清热。归、芍和营，甲片、皂刺、蚤休、贝母托毒消肿，复加荆芥、防风疏表透达。3剂后，疮顶即见高突，脓出甚畅，肿痛得缓，又见舌苔白腻，纳食不香，上方减去山栀、银花清热之品而加陈皮、炒苡仁以化湿滞。3剂后诸证轻减。

附：痈的论治

痈多发于项背，中医依其所发部位而有不同名称。发于项后正中称"对口"，较偏称"偏口"，背部正中称"发背"，背两侧称"搭手"。

朱老医生指出，痈虽属于阳证，但可互相转化，既可由阳转阴，亦可转阴回阳。须看正气盛衰，邪毒轻重。如正能胜邪，则为顺证，正虚邪盛，则为逆证。在治疗原则上，正虚者首先要扶正，扶正有几方面：气血两虚（尤以老弱患者）则宜益气和营，阴虚火炽则宜滋阴清热，阳虚欲脱则宜回阳救逆。邪实者，应以驱邪为主，勿早用扶正，否则反助邪势。初起有恶寒发热表证时，应先祛风透表，湿热上壅则宜理湿清热；更着重在一个"托"字，使疮毒顶透高突，易于溃脓，不致向外扩散或平塌内陷。托毒方面，有补托、清托、温托之分。补托即补正托毒，如托里消毒饮；清托即清热托毒，如四妙汤；温托即温补托毒，如托里温中汤等。兹就辨证分型，论治如下：

一、顺证（轻证）

由于感受风温或湿热之邪，毒邪凝聚，营卫失和而成。初起如粟，根盘不大，色红焮热，疮肿高突，初时虽有寒热头疼，但无其他全身症状，精神、饮食、起居如常，一般易于化脓，脓稠而多，脓出后热退痛止。可分风热、湿热两型论治。

1. 风热型　初起恶寒壮热，脉弦带数，舌质红，苔薄白或薄黄。治宜：祛风清热，托毒消肿，以消痈汤加减。荆芥、防风祛风透表；当归、赤芍活血和营；银花、花粉、甘草清热解毒；白芷、贝母、甲片、皂刺，托毒消肿。

2. 湿热型　身热不扬，渴不多饮，胸闷恶心，脉滑数，苔黄腻，治宜理湿清热，托毒消肿，以加味芩连汤。方用黄连、黄芩、山栀理湿清热；川朴、赤苓、苡仁、六一散清化理湿；佐以银花解毒，皂角刺托毒外透。

外治法：

①初起用马齿苋30~60克捣烂外敷。②未溃时，白胡椒末，蜂蜜调敷疮头上。③已溃脓尚不多，可用重升丹（142）撒疮口上，或用药捻插入疮口内，提脓去腐，待脓腐渐清，改用五五丹（142）拔毒生肌。

二、逆证（重证）

由于正气内虚，火毒炽盛，正不胜邪，毒不外泄，反陷入里，邪入营血，甚至内犯脏腑，成"内陷"之证。中医有三陷之分，即火陷、干陷及虚陷。

1. 阴虚火炽型　火陷之证，由于阴液不足，火毒炽盛，正不胜邪，毒陷营血。疮顶不高，根盘平塌，散漫不收，疮色紫滞，疮口干枯，无脓而流血水，灼热疼痛甚剧，壮热口渴，烦躁不安，甚至神昏谵语。脉洪数，舌质红绛，苔黄燥，相当于毒血症。治宜：清营解毒，滋阴泄热。以清营化毒汤加减。方用：

生地30克　丹皮9克　赤芍9克　紫地丁15克　银花15克　连翘9克　竹叶9克　公英15克　生首乌12克　玄参9克　石斛9克（先煎）　皂角刺9克。

方中生地、丹皮、赤芍清其营血，地丁、银花、连翘、公英清热化毒，玄参、首乌、石斛滋阴充液，佐以皂角刺托毒。如见神志昏迷，宜清心开窍，加用至宝丹或安宫牛黄丸。

2. 气血两虚型　干陷之症，由于气血两亏，正不胜毒，不能化腐成脓，托毒外泄；邪气愈盛，正气愈虚所致。又分两型：

（1）正虚邪陷：症见局部脓腐不透，疮口中央虽腐，脓少而薄，疮面灰黯，肿势平塌，闷胀疼痛或痛不甚。全身症状，发热怕冷寒战，精神不振，疲乏不堪，面色苍白，气短自汗，喘促纳少，神识昏迷，相当于败血症现象。脉细弱，舌淡苔净，治宜扶正托毒。以托里消毒饮加减。方用：

生黄芪30克　党参15克　陈皮9克　茯苓9克　制首乌12克　当归9克　川芎6克　白芍9克　甘草6克　皂角刺9克　谷芽9克

方中党参、茯苓、当归、川芎、白芍大补气血；黄芪、首乌、皂角刺补正托毒；陈皮、谷芽养胃苏食。

（2）阳虚邪陷：症见体温不高，肢冷便溏，小便频数，脉虚数无力，舌淡，苔灰腻。治宜温补托毒，以托里温中汤加减。方用：

黄芪15克　当归9克　川芎6克　熟附12克　炮姜6克茯苓9克　鹿角霜9克　白芷6克　白茄蒂3个　皂角刺9克。

黄芪、当归、川芎补气益血；熟附、炮姜、鹿角霜温中回阳；白芷、皂角刺、茄蒂托毒。

3. 虚极欲脱型　虚陷之证。毒邪虽已衰退，但气血大伤，脾气不复，阳微欲脱。多见于疽后期，疮面腐肉已去，肿势虽退，仍流稀薄灰绿色脓水或肉芽光白极亮，新肉不生，不知疼痛，虚热不尽，精神委顿，气息低微，纳谷日减，或见腹痛便泄，汗多肢冷，最后陷于昏迷厥脱，脉沉细或虚大无力，舌苔薄白或无苔。治宜扶正补气，回阳救逆。以回阳救逆汤加减。方用：

人参6克（另煎冲）　熟附12克　炮姜6克　黄芪30克陈皮9克　茯苓9克　炒白术9克

方中人参、附子、炮姜回阳救逆，黄芪补正，白术、陈皮、茯苓补脾止泻。

4. 消渴型　由于阴虚液耗，火毒炽盛，亦属阴虚火炽型。患者有糖尿病史，发病后疮口日益扩大，甚至颈后俱腐（俗名落头疽、砍头疮）或满背盈尺（发背），消渴多饮，最后毒陷神昏。治宜养阴增液，清热化毒。以消渴方加减。方用：

生黄芪30克　白人参6克　麦冬9克　石斛12克（先煎）　花粉9克　黄连6克　生地30克　玄参9克　银花15克　生甘草6克。方中人参、黄芪补正托毒；黄连、银花、甘草清热解毒；生地、花粉、麦冬、玄参、石斛滋阴增液。

丹毒（5 例）

颜面丹毒（2 例）

〔例一〕 王某，女性，25 岁，病历号 26687，1959 年 5 月 24 日来院急诊。

主诉：颜面部红肿、灼痛半天。

现病史：半天来骤然鼻、脸部红肿灼痛，尤以左半侧脸部为著，伴有头痛，全身违和不适，低热，喉痛，四肢关节酸楚，大便秘结，胃纳欠佳。

检查：左侧颜面、鼻部皮肤红肿热痛，境界清晰，如掌心大小，局部触之疼痛。体温 37.5℃，白细胞 14600/立方毫米，中性 86%，淋巴 14%，脉滑带数，舌质红，苔薄白。

中医诊断：抱头火丹。

西医诊断：颜面丹毒。

证属：风热外受、化火化毒。

治则：清热解毒，疏风散邪。

方药：患者先服用清热解毒方 2 剂，外用玉露膏，病情未见改善。

二诊：（5 月 26 日）改以普济消毒饮加减方：

川连 3 克　黄芩 4.5 克　牛蒡子 9 克　板蓝根 30 克　赤苓 9 克　连翘 9 克　炙僵蚕 9 克　马勃 1.5 克　生甘草 3 克　陈皮 3 克　桔梗 1.5 克　薄荷 3 克（后下）　水煎服 2 剂。

外用金黄散（139）蜂蜜水调敷。

三诊：（5月28日）服前方2剂后，红肿大部已消退，局部略有木感，大便秘结，舌苔薄黄。前方改用板蓝根15克，去甘草，加六一散9克（包），天花粉9克，服2剂而愈。

〔例二〕 刘某，女性，33岁，门诊病历，1973年12月6日初诊。

主诉：颜面部红肿、高热3天。

现病史：3天前周身欠适，寒战，头痛，高烧，体温39℃～40℃，渐渐发现左耳附近起一片红斑，烧灼感，迅速向左脸蔓延，皮肤局部红肿灼痛，表面光泽、紧张，皮表起燎浆大疱，眼睑俱肿，不能睁开。

脉滑数，舌苔薄黄。

中医诊断：抱头火丹。

西医诊断：颜面丹毒。

证属：风热外受，化为火毒。

立法：泻火解毒。

方剂：宗普济消毒饮之意。

药用：川连6克　黄芩9克　玄参9克　板蓝根15克　丹皮9克　连翘9克　生甘草6克　陈皮6克　马勃1.5克　水煎服。

外敷：玉露膏（120）。

二诊：（12月7日）服前方1剂，其势未减已延及右颊脸侧，红肿起疱，壮热头痛，腿疼行走不利，脉苔如前。宗前法加以大剂凉营清热。

方用：生地30克　丹皮9克　赤芍9克　板蓝根30克　连翘9克　黄芩9克　知母9克　生石膏30克　竹叶9克　大青叶9克　银花9克　陈皮6克　水煎服1剂。

三诊：（12月8日）药后，左侧脸、耳部红肿见消，但尚有向右耳头皮蔓延之势，身热较挫（38℃），腿疼已轻而见头痛，气短，胃纳少思，舌质红，苔心黄，脉细滑数。从前方去大青叶、竹叶，加黄连6克，玄参9克，水煎服2剂。

四诊：（12月10日）脸面耳项红肿基本消退，热退思纳，项下尚留焮核，苔薄黄，脉细滑，治以凉营清解为主。

方用：生地30克　丹皮9克　赤芍9克　知母9克生石膏30克　板蓝根15克　黄芩9克　生甘草6克　水煎服3剂。

五诊：（12月14日）红肿均消，疱疹已平，尚留焮核未消，纳食尚差，舌红苔净，治以清解余毒，上方去板蓝根、知母、生石膏加陈皮9克，水煎服3剂。

六诊：（12月17日）脸肿全消，颊下焮核未退，苔薄黄腻，脉细滑，继以利湿清热法。

方用：马尾连6克　黄芩9克　板蓝根15克　丹皮9克　赤芍9克　连翘9克　蚤休9克　陈皮6克　生甘草6克水煎服。

5剂后痊愈。

慢性丹毒（3例）

〔例三〕　蔺某，男性，47岁，病历号20092，1957年11月4日初诊。

主诉：左小腿红肿热痛，反复发作已10年。

现病史：患者近10年来每于感冒、劳累或步行过多后，左小腿即骤然焮红肿痛，同时恶寒身热，体温高达40℃左右。每次用抗菌素治疗后，病情始见平伏，初发时每半年发作1次，随后渐趋频繁，甚则每月发作

2 次。这次来诊已发病 6 天，右小腿焮红肿胀，灼热疼痛，体温 39℃，左侧鼠蹊部淋巴结肿痛。

脉象滑数。舌质红，苔黄。

中医诊断：流火。

西医诊断：慢性丹毒，急性发作。

证属：湿热下注，化为火毒，发为流火。

治则：利湿清热，凉血解毒。

方药：丹皮 4.5 克　赤芍 4.5 克　黄芩 4.5 克　忍冬藤 9 克　生苡仁 9 克　泽泻 9 克　二妙丸 9 克（包）　六一散 9 克（包）　赤茯苓 9 克　大贝母 9 克　水煎服。

二诊：（11 月 8 日）服前方 3 剂后，红肿渐退，又继服 2 剂后，改为每日口服二妙丸 9 克共半月。服药期间，焮红肿胀全消而愈。一年半后追踪，丹毒未见复发。

〔例四〕　安某，女性，36 岁，病历号 29503，1958 年 8 月 28 日初诊。

主诉：右小腿焮红肿痛，屡发不愈已 2 年。

现病史：2 年前开始，先恶寒发热，头痛汗出，左小腿部焮红肿痛，步行不利，经注射抗菌素 10 余天后，红肿渐消。后隔半年又发作 1 次，近 2 个月发作渐频，已复发 3 次之多。

来诊时检查：急性期已过，右小腿部皮色黯紫，无灼热，触之略痛。查白细胞 10000/立方毫米，中性 74%，淋巴 26%。

脉象细滑。舌质红，苔薄黄。

中医诊断：流火。

西医诊断：慢性丹毒。

证属：肝脾经湿热下注。

治则：健脾燥湿。

方药：嘱服苍术膏（96），每日服 2 次每次冲服 1 匙。服药 3 个月。1 年后追踪丹毒未见复发。以往步行路远感到吃力，愈后步行三五里路，已不成问题。

〔例五〕 张某，女性，65 岁，门诊病历，1973 年 7 月 31 日初诊。

主诉：后腰部皮肤反复红肿，高热，已 5 年。

现病史：患者于 5 年前于后腰尾骶部，起一大片皮癣（神经性皮炎）常因搔抓后引起局部皮肤大片红肿，发冷发热，反复发作，一般约每隔半月即发作 1 次，延续约 5 年之久。大便秘结。

检查：急性病容，体温 39℃，于后腰部有一片如掌大红肿、境界清晰之皮损，略高于皮面。脉细滑数，舌绛苔净。

中医诊断：火丹。

西医诊断：慢性丹毒。

证属：风热内郁，化为火毒。

治则：凉营清热解毒。

药用：生地 30 克　丹皮 9 克　赤芍 9 克　黄芩 9 克　大青叶 9 克　知母 9 克　生石膏 30 克　银花 12 克　蚤休 9 克　生甘草 6 克　水煎服。

二诊：（8 月 7 日）服前方 5 剂后，局部红肿已消，口苦，大便秘结，5 日 1 行，唇部觉抽，舌红苔黄，脉沉细滑。

证属：余毒未消，从前方去知母、石膏，加菊花 9 克，钩藤 9 克（后入）。

三诊：（8 月 20 日）服前方 3 剂，诉于 8 月 16 日又发作 1 次，证情同前，舌苔薄黄，脉细而数，仍拟清热凉血解毒。

药用：生地 30 克　马齿苋 30 克　黄芩 9 克　丹皮 9 克　赤芍 9 克　蚤休 9 克　银花 9 克　连翘 9 克　赤苓 9 克　生甘草 6 克　水煎服 5 剂。

四诊：（9 月 6 日）近期火丹未犯，顽癣仍见浸润肥厚，发痒，舌绛苔净，脉细弦。未予内服药，外用新五玉膏（109）擦患处。

五诊：（10 月 9 日）在此期间发作 2 次，可能与过度劳累有关，来诊时病情已见平伏，为治本之计。

方用：苍术膏（96）每日 2 次，每次 1 汤匙，冲开水服。并配合二妙丸，每日服 1 包（每包 18 克）。

六诊：（1974 年 1 月 8 日）称在服药期间，2 月内未见复发，尾骶部手掌大一片顽癣，仍见浸润发痒。嘱外敷新五玉膏，继续内服苍术膏及二妙丸。

七诊：（8 月 1 日）曾间隔半年未发，又于 6 月后复发 2 次，治以清热解毒法。

药用：马尾连 9 克　黄芩 9 克　丹皮 9 克　赤芍 9 克　银花 9 克　连翘 9 克　大青叶 9 克　蚤休 9 克　水煎服。

1 年后追踪，未见复发。

【按语】　现在临床上较常见的丹毒有二种：

一是发于颜面的丹毒，中医称抱头火丹，证属风温已化为火毒，治疗着重清热败毒，勿用风药，免风助火势。方用普济消毒饮（44）加减治之。其中以板蓝根为主药，可用 15～30 克；升麻、柴胡可不用，而加丹皮、赤芍等凉血药。咽痛者加玄参，大便秘结者加大黄、元明粉通腑泻热，乃釜底抽薪之法。火毒炽盛红肿未能控制（如例二）则须大剂清瘟败毒饮（45）加减治之。如毒走营血（败血症）则宜犀角地黄汤、清营汤之类。

二是发于下肢的丹毒，中医称腿游风，亦名流火。由于湿热下注，化火化毒。如舌红苔黄腻，湿重于热，治宜利湿清热，方用龙胆泻肝汤（28）加丹皮、赤芍治之。舌红苔黄燥，热重于湿，则着重清热解毒，可用消炎方（18）。

下肢丹毒极易复发，成为慢性丹毒，如发作频繁，亦可成为大脚风症（橡皮腿）。

朱老医生治疗慢性丹毒的主要经验是在急性发作控制后，继续常服苍术膏（96），认为苍术健脾燥湿，增强患者抗病能力，防止其发作，有一定的效果。如例四反复发作10年的患者，服苍术膏3个月后，即未复发。又如例五，患者开始未服苍术膏时，发作频繁，服苍术膏后，发作间隔时间逐渐拉长，直至不发。此外服二妙丸（苍术、黄柏组成）亦有相似的疗效，如例三。

外治法：急性发作，红肿灼热疼痛时，外敷玉露膏（120）或用鲜板蓝根、鲜马齿苋、仙人掌、芭蕉根叶，选用一种，捣烂外敷。形成慢性，肿胀历久不退者，外敷金黄膏（121）。

面部疖肿（2例）

〔例一〕 朱某，女，27岁，病历号22221，初诊日期：1958年3月21日。

主诉：面部长疮6天，伴有发烧3天。

现病史：6天前右颧部起一粟粒大之小疮，初起微痒不痛，未予重视，曾用手挤压后，渐见红肿扩大，延及右侧颜面，红肿疼痛。3 天来发烧、口苦、纳减。曾注射青霉素，未能控制。

检查：右颧部见 1 个米粒大脓头，疮顶不溃，红肿坚硬，四周浮肿，延及右脸大部，上下眼睑亦肿胀而合缝。体温 38.4℃，白细胞计数 16400/立方毫米，中性 82%，淋巴 18%。

脉滑数。舌质红，苔薄黄。

中医诊断：面颧疔。

西医诊断：面部疖肿。

证属：火毒结聚，毒不外泄。

治则：清热解毒，佐以透托。

药用：紫地丁9克　菊花6克　赤芍9克　皂角刺9克 炙甲片4.5克　丝瓜络9克　草河车9克　陈皮6克　生甘草3克　水煎服2剂。

外用：疮头掺拔疔散（144），外敷玉露膏（120）。

二诊：（3 月 23 日）用攻透托毒药后，疮顶已溃，脓毒外泄，肿痛显轻，基底尚硬，继以清解化毒。

紫地丁9克　野菊花6克　忍冬藤9克　连翘9克　草河车9克　黑山栀9克　丝瓜络9克　生甘草3克

外用：疮头掺五五丹（142），外敷玉露膏（120）。

三诊：（3 月 25 日）脓泄之后，肿硬已见消退，嘱继服前方，2 剂治愈。

〔例二〕　陈某，男，32 岁，病历号24208，初诊日期：1958 年 5 月 28 日。

主诉：口唇上长疮肿痛 3 天。

现病史：唇上方起粟米大小疮 4 个，初痒后痛，疮根坚硬红肿，逐渐向上扩展，畏寒、发烧，朝轻暮重，曾注射青霉素 2 天，仍未控制。

检查：唇右上方可见集簇之脓头 4 个，周围红肿，延及右下眼睑，肿痛拒按，顶虽破溃，根盘坚硬，张口困难，饮食受限。体温 38.6℃，白细胞计数 17500／立方毫米，中性 78%。

脉象弦数，舌红，苔薄黄。

中医诊断：虎须疔。

西医诊断：唇部疖肿。

证属：脾经积热上炽，化为火毒。

治则：清脾经之积热，托毒消肿。

药用：黄芩 9 克　焦山栀 9 克　紫地丁 9 克　野菊花 9 克　忍冬藤 9 克　连翘 9 克　丝瓜络 9 克　炙甲片 9 克　皂角刺 9 克　水煎服 2 剂。

外敷玉露膏（120）。

二诊：（5 月 30 日）药后肿聚一处，疮顶高突，疮头簇聚，头虽溃而脓毒未泄，四围坚硬，疼痛较甚。疔毒宜聚不宜散，外窜之势已戢，仍宗托毒清解，使毒外泄。

前方加草河车 9 克，2 剂。

三诊：（6 月 1 日）疮头已溃，脓毒外泄，疮肿大挫，继以清热败毒。

药用：紫地丁 9 克　菊花 9 克　银花 9 克　连翘 9 克丹皮 9 克　赤芍 9 克　黄芩 9 克　草河车 9 克　生甘草 6 克

外用：疮头掺五五丹（142），外敷玉露膏（120）。

3 剂后治愈。

手指部感染（4 例）

手掌间隙感染并发淋巴管炎（1 例）

〔例一〕 秦某，女，45 岁，简易病历，初诊日期：1971 年 5 月 8 日。

主诉：左手掌肿痛，怕冷发烧 2 天。

现病史：5 天前左手掌操作时竹刺扎伤，2 天前突然恶寒发烧，左手掌内起一小脓疱，四周红肿，坚硬疼痛，并有红线上引。

检查：左侧手掌及手背红肿明显，手掌偏大拇指旁有一脓疱，按之坚硬压痛，沿桡侧手腕有一红线，上至肘窝。体温 39.2℃，白细胞计数 19200／立方毫米，中性 86%。

脉弦细数。舌质红，苔薄黄腻。

中医诊断：红丝疔。

西医诊断：手掌间隙感染，伴发急性淋巴管炎。

证属：毒火蕴滞，循经上行。

治则：清火解毒，凉营泄热。

药用：马尾连 6 克　黄芩 9 克　丹皮 9 克　赤芍 9 克　丝瓜络 9 克　银花 9 克　草河车 9 克　蒲公英 9 克　天葵草 9 克　生甘草 6 克　2 剂，水煎服。

外敷玉露膏（120）。

二诊：（5 月 10 日）手背红肿已消，臂部红线已退，掌心脓疱已破，尚留余肿，疼痛显轻，恶寒高热渐挫。脉细滑，舌苔黄腻。治拟清解余毒。

药用：紫地丁 9 克　菊花 9 克　银花 9 克　连翘 9 克

绿豆衣9克　赤芍9克　丝瓜络9克

2剂后治愈。

稽留性肢端皮炎（2例）

〔例二〕李某，女，45岁，简易病历，初诊日期：1973年11月17日。

主诉：右手大拇指经常出现脓疱，时轻时重，反复发作已15年。

现病史：自1958年开始右手大拇指出现小水疱，继之成小脓疱，反复出现，尤以月经期前后明显加重，起疱肿疼，虽不断治疗，但始终不愈。

检查：右大拇指轻度红肿，并见密集之丘脓疱疹、糜烂、脱屑。皮肤真菌镜检（－）。

脉弦滑。舌质红，苔净。

中医诊断：痞爪。

西医诊断：稽留性肢端皮炎。

证属：热毒留恋，日久不清。

治则：清热解毒。

药用：解毒消炎片（成药），每日2次，每次5片。

外用：龟板散（136），香油调敷。

二诊：（12月17日）症如前述，未见改善，改用消炎方：

马尾连9克　黄芩9克　丹皮9克　赤芍9克　银花9克　连翘9克　蚤休9克　生甘草9克　嘱服10剂。

外用玉露膏（120）。

三诊：（1974年1月7日）药后红肿见消，尚持续起小脓疱、脱屑，较前为轻，谓月经将临，又见反复，起脓疱肿疼，刺破脓出后，肿疼减轻，继服前方7剂。

四诊：（1月30日）药后未再起脓疱，大拇指亦不肿胀，基本趋于正常，嘱继服消炎方7剂观察。

五诊：（2月23日）称近期在大拇指根部起少量脓疱，他处未见皮损。

外用马齿苋30克，大青叶30克，蒲公英15克。水煎泡洗，脓疱即消。

六诊：（4月23日和7月17日）两次来诊又有反复出现少量脓疱疹。服原方加半枝莲15克，龙葵15克，白花蛇舌草30克，土茯苓30克，服14剂。

七诊：（9月7日）称1个半月来未服药，左大拇指稍起小脓疱，仍服消炎方加紫地丁9克，公英15克，外洗药同前。

八诊：称近日因用肥皂粉洗衣服而起几个小水疱，发痒，未再起脓疱，指头已近正常。3个月后追踪治愈。

〔例三〕宋某，女，25岁，简易病历，1970年6月20日初诊。

主诉：右中指指头破皮糜烂已1年多。

现病史：1年前右手中指指端因擦破后起脓疱，疱破后即糜烂，糜烂面不断扩大，而延及第2节，痛痒相兼，曾诊为"湿疹"，用过几种药膏未效。

检查：右手中指末节和第2节可见潮红、糜烂，有少量渗出液及结痂。

脉象细滑。舌质红，苔薄黄。

中医诊断：痕爪。

西医诊断：稽留性肢端皮炎。

证属：脾经湿热，外淫肢末。

治则：清热、利湿、解毒。

药用：生地 30 克　黄芩 9 克　赤芩 9 克　泽泻 9 克　车前子（包）9 克　木通 6 克　忍冬藤 15 克　六一散（包）9 克　5 剂，水煎服。

外用：生地榆 15 克，煎水 100 毫升待凉，用纱布 6 层沾煎水作湿敷，每日 4～5 次，每次 20～30 分钟。

二诊：（6 月 25 日）5 日后复诊，皮损大有好转，糜烂面见平，肉芽鲜红，无明显渗出，稍有结痂。继服前方加丹皮 9 克，5 剂，外用湿敷同前。

三诊：（6 月 30 日）右手中指中节皮损已复正常，末节皮损亦已消肿。改服龙胆泻肝丸，每日 18 克，2 次分服。外用皮湿一膏（99）。

四诊：（7 月 7 日）1 周后复诊已愈。

稽留性肢端皮炎，属于中医"瘭爪"范畴。为发生于肢端的一种慢性炎性皮炎，常从指甲甲床下开始，甲床下可见表浅脓疱，或为化脓性甲周围炎，甲沟炎或瘭疽。渐次延及整个手指及掌跖。肢端皮损开始多为浅在性脓疱，表皮剥落，形成潮红糜烂面，少量渗出、脱屑。受累指甲往往破坏脱落，一般只侵及单侧手足指端。

朱老医生认为此证系热毒留恋，日久不清，故病多缠绵难愈。上举两例，例二因常起脓疱，用清热解毒消炎方而愈，因病期长，疗程亦长。例三渗出较多，但用利湿清热药而愈，因病程短，疗程亦短。

指头挫伤后继发感染（1 例）

〔例四〕 王某，女，23 岁，简易病历，初诊日期：1975 年 9 月 22 日。

主诉：右手中指、食指、无名指被机器碾伤，中指末节和第2节变黑2周。

现病史：患者于2周前右手中指、食指、无名指不慎被机器碾伤，当时食指末节碾成粉碎而截指一节；而中指碾伤后感染，末节完全坏死呈黑色，无痛觉，中节皮肤呈黑色，而第1指节红肿疼痛明显。曾在某医院会诊，考虑感染严重，仍有上延之势，建议手术截除中指末节和中节。无名指指端亦有感染。患者及其家属因不愿行截指手术，怕影响工作，要求中医治疗。

检查：右手食指已截去末节，中指指甲已脱，第1、2节皮肤均已发黑，渗流血水，皮肤红肿，压痛明显，指侧可见长约5厘米之外伤裂口。无名指指端肿胀。体温37.5℃。

脉细滑带数，舌苔薄黄。

X线片：右手无名指、中指、食指指骨无明显改变。

西医诊断：指头挫伤后坏疽。

证属：血瘀阻络，热胜肉腐。

治则：清热解毒，凉营活血。

药用：紫地丁30克　野菊花9克　银花叶9克　连翘9克　归尾9克　丹皮9克　赤芍9克　蚤休9克　马尾连9克　黄芩9克　生甘草6克　3剂，水煎服。

另每日服犀黄丸、醒消丸各3克。

外用：玉红膏（123）30克，加红粉3克，制成纱条，每日换药1次。

二诊：（9月25日）右手中指指头黑痂渐转淡褐色，第2节黑痂内见黄稠脓液，皮肤颜色渐转红活，肿胀未退，疼痛减轻，体温已见正常。脉苔如前。嘱继服前方 2 剂，外用同前。

三诊：（9 月 27 日）已有明显好转，指头黑腐渐脱，脓水减少，第 1 指节红肿渐消，疼痛已不明显。

上方加大青叶 9 克。仍每日换药 1 次。

四诊：（9 月 30 日）渗出逐渐减少，胃纳欠佳。前方加归尾 9 克，陈皮 6 克，茯苓 9 克，5 剂。外用五五丹（142）、玉红膏纱条。

五诊：（10 月 5 日）指头脓水已不多，黑色腐肉全部脱落，第 2 指节部分肉芽较隆起已无肿痛，上皮已在逐渐生长。舌苔薄黄，脉细滑。仍拟清解余毒。前方去马尾连，先后服 10 剂。

六诊：（10 月 15 日）中指第 2 节腐肉未脱尽，肿胀未消，脓水尚多，舌苔薄黄腻，脉细滑。新生肉芽肿胀呈黯红色，但上皮生长良好。前方去陈皮，加马尾连 6 克，服 5 剂。另加醒消丸，日服 6 克。

外用五五丹（142）、红粉纱条（145）。

加强手指活动，每日 2～3 次，每次 5～10 分钟。

七诊：（10 月 22 日）指头处有一小脓栓排出，内有针头大死骨一小片亦排出，脓液渐少，肉芽渐平，转成鲜红色，坏死组织已脱尽，上皮生长很快。治拟扶正化毒。

药用：生黄芪 9 克　银花 9 克　连翘 9 克　丹皮 9 克　紫地丁 9 克　当归 9 克　黄芩 9 克　陈皮 9 克　红花 9 克　生甘草 9 克

服 5 剂。每剂汤药 2 天分服。外用桃花丹（147）和玉红膏纱条（123）。嘱患者加强手指活动锻炼。

八诊：（11 月 1 日）创面肉芽鲜红，上皮生长良好，进步较快。治拟益气活血，生肌长肉。

生黄芪 15 克　当归 9 克　白芍 6 克　红花 9 克　丹皮 9 克　银花叶 9 克　连翘 9 克

服 3 剂，仍每剂药 2 天分服。

九诊：（11 月 8 日）指头长皮近愈。拟四妙汤（黄芪 15 克　当归 9 克　银花 9 克　生甘草 6 克）服 3 剂，外用桃花丹和玉红膏纱条，隔日换药 1 次。手指活动后第 2 指有些肿胀。

十诊：（11 月 12 日）仅存黄豆大伤口，肉芽鲜红。隔日换药 1 次。

十一诊：（11 月 20 日）伤口已全部愈合，手指活动稍受限制，仍加强手指活动，并作按摩治疗。

3 个月后复查右手中指功能恢复正常。

本例因手指碾伤后感染引起指头坏死，因感染不能控制，曾考虑截指，患者及其家属不愿截指，要求中医治疗。开始重用清热解毒，控制其上延之势；外用祛腐生肌药，促其坏死部分脱落。最后改用补气益血，促其重生新肌，指头得以保留。

47

附：疔疮论治

面部、手足部的化脓性炎症，中医总称为疔疮。发于口鼻部的按部位称鼻疔、人中疔、虎须疔，指头炎称蛇头疔、甲沟炎、甲下脓肿称瘭疽，腱鞘部称虎口疔、托盘疔，急性淋巴管炎称红丝疔等。病因由于过食醇酒炙煿，脏腑积热，火毒结聚而成；或因针刺、竹木刺等扎伤感染而得，中医有铁蛇毒、木蛇毒、竹蛇毒之称。

面部疔疮，初起粟米小疮，或痒或麻，往往不予重视，日见红肿热痛增剧，甚至脸目俱肿，根脚坚硬，迟不化脓。失治易致壮热烦躁，恶心呕吐，甚至神昏谵语，而成疗毒走黄（败血症）。

手部及指头疗疮，红肿发热，常致疼痛彻心，所谓十指连心。化脓时应及早切开，如处理失当，可延及指骨坏死（指骨骨髓炎），脓带臭味。甲沟炎及甲下化脓，一般肿疼较轻。

红丝疗往往是上述手指感染引起，沿淋巴管起红线一条，向上发展，处理不当，疗毒上攻，亦可致疗毒走黄。

朱老医生认为治疗有三注意：①"治疗如防虎"，意思是说疗毒可畏。初起小疮，应加重视，严禁挑拨或挤压，尤其是面部的疗疮，易引起疗毒扩散，甚至走黄。②"宜聚不宜散"。疗是火毒，忌用辛温散风药，重用清热解毒，使之消肿。如消之不应，则加以托毒，使疗毒收聚一处，早日透脓为好，免向四周扩散。③在护理方面，忌食酒、肉、荤腥五辛发物，宜吃清淡食品、蔬菜、水果、绿豆、粉皮之类。

疗毒亦分顺症、逆症：

顺症为火毒结聚尚未扩散。症见局部红、肿、热、痛，脉弦带数，舌质红，苔薄黄或黄燥。宜清热解毒。以地丁饮（41）加减治之。舌苔黄腻加黄连6克，黄芩9克，肿坚不化脓加炙甲片9克，皂角刺9克，托毒透脓。

逆证（走黄证）相当于败血症。乃毒火炽盛，处理不及时，毒走营血，内攻脏腑。或经挑拨挤压，疗毒扩散所致。症见：疮顶干枯，黯赤无脓，在面部则头脸俱肿，在手部则手臂俱肿，全身证候可见寒战壮热，头晕眼花，神思恍惚，肢体拘急，恶心呕吐，面色发青，烦躁不安，不思饮食，口干，有的全身发黄，或起风团、瘀斑等，甚至神志昏迷，口噤不开，动风发痉，腹胀便泄，小便自遗等。脉象洪数，舌绛，苔黄燥或灰腻。治宜大剂凉营清热解毒。以清瘟败毒饮（45）加减治之。

加减法：神昏谵语加用安宫牛黄丸，日服 1～2 丸；口噤发厥加服紫雪丹，每次 1.5 克，每日 1～2 次；咳嗽气急加川贝 9 克，竹沥 30 克；舌绛苔光，阴伤，加玄参 12 克，麦冬 9 克；协热便泄改用银花炭 12 克，黄芩炭 9 克；便秘加大黄（后下）9 克，元明粉（冲）9 克；身发黄加茵陈 30 克。

外治法：①面部疗疮，初起疮头掺拔疗散（144），外敷玉露膏（120）。脓头不破，外盖红千捶膏，拔毒提脓。指部或手部疗疮红肿或红丝疗均可外敷玉露膏。②手部疗疮已化脓时，及早切开排脓，但严禁挤压，切开后插上五五丹（142）药捻，提脓拔毒。

多发性疖肿（2 例）

〔例一〕 崔某，男，35 岁，门诊病历，初诊日期：1957 年 5 月 5 日。

主诉：臀部常起疖肿已 2 年。

现病史：两年来臀部经常出现小硬结节，基底潮红疼痛，渐即破溃，有脓性分泌物，不久消退，但隔 1 星期左右，又发生二三个，10 天左右治愈，如此不断发生。在外地医院曾用青霉素及腰局封等治疗，未能控制。

检查：右臀部内侧有一拇指大的疖肿，中央软化波动。腰部、臀部留有多数大小不等的瘢痕。

脓培养为金黄色葡萄球菌。

脉滑带数，舌红，苔薄黄腻。

中医诊断：坐板疮。

西医诊断：多发性疖肿。

证属：湿热下注，蕴而成毒。

治则：清热解毒。

药用：川连6克　黄芩9克　丹皮9克　赤芍9克　银花9克　连翘9克　生甘草6克　4剂。

外用五五丹（142）。

二诊：（5月9日）服药2天后脓出肿消，4天后又起疖肿2个，嘱继服前方4剂。外用金黄散（139）蜂蜜调敷。

三诊：（5月13日）所起疖肿肿消疼止，只留粟粒大硬结。患者要求回原地，嘱其继服前方，防止复发。

后患者来信称先后共服前方20余剂，未再复发。

〔例二〕　赵某，男，26岁，病历号70167，初诊日期：1964年3月19日。

主诉：全身反复出现疖肿已8个月。

现病史：于1963年6月先在左小腿出现1个疖肿，伴有寒热，内服中药，肌注青霉素，疖肿破溃出脓而愈。继之臀部陆续出现小硬结，用药后消退。今年2月双侧口角外方、鼻部先后出现疖肿，出脓即愈。2周前在右下颌、左腋下、左前臂又起疖肿，灼热、红肿疼痛，伴有恶心、畏寒、发烧，经服中药、注射青霉素，未能控制，口渴思饮，尿黄，大便正常。

检查：右颌下可见一个1.5厘米×2厘米大之疖肿，根盘收束，无波动感；右腋下可见一个3厘米×1.5厘米之疖肿，稍有波动，已局限；左前臂近肘关节屈侧可见5.5厘米×4厘米之肿块，高突红肿，明显压痛；后颈及左耳前各有一个蚕豆大的疖肿，无波动。

脉弦细，舌质红，苔薄白。

中医诊断：疖肿。

西医诊断：多发性疖肿。

证属：风热郁滞，营卫不和，热胜成毒。

治则：散风清热，和营化毒。

药用：荆芥9克　防风9克　麻黄6克　银花12克连翘9克　归尾9克　赤芍9克　桃仁9克　大黄（后下）6克　炒山栀9克　黄芩9克　生甘草4.5克　1剂水煎服。

外用：大疖红肿，外敷玉露膏（120）；小疖用龟板散（136）香油调搽。

二诊：（3月21月）疖肿正在酿脓，肿疼仍厉，口渴思饮。上方加大青叶9克，天花粉9克，3剂水煎服。

三诊：（3月24日）左腋下及左臂疖肿均切开排脓，插入九黄丹（143）药捻，肿疼虽挫而未戢止，其余小疖，已有消退之势，大便泻，日2次。脉滑，苔薄黄。治拟托毒消肿。

药用：归尾9克　赤芍9克　银花15克　土贝母9克花粉9克　炒山栀9克　炙甲片9克　皂角刺9克　炙乳没（各）6克　白芷6克　生甘草6克　3剂　水煎服。

四诊：（3月27日）脓透肿消而毒未净，防止再发疖肿，予以清解之剂。

药用：紫地丁9克　银花15克　连翘9克　黄芩9克炒山栀9克　丹皮9克　赤苓9克　土贝母9克　花粉9克生甘草6克　服四剂。

五诊：（5月1日）疮口近愈，因患者服汤药感恶心，改服醒消丸，每日6克，继服5天，以巩固疗效。

六诊：疮口已愈，继服犀黄丸1周，每日3克。以后未再复发。

毛囊炎（4例）

慢性毛囊炎（3例）

〔**例一**〕 张某，男，31岁，病历号116516，初诊日期：1965年10月7日。

主诉：头部长小脓疱5年。

现病史：5年来开始于头皮部起几个小红疙瘩，渐成脓疱疼痛，继之此起彼伏，成批出现，从后项部波及整个头部及额部。曾在某医院连续照射紫外线几十次，内服长效磺胺、合霉素等，效果不显，睡眠尚佳，二便正常。

检查：前顶及后项部可见大片孤立之毛囊性丘疹及小脓疱，周围见红晕。

脉弦细，苔薄白。

中医诊断：发际疮。

西医诊断：慢性毛囊炎。

证属：脾胃积热上蒸，外受于风。

治则：祛风和营，清热解毒。

药用：荆芥9克　防风6克　川连3克　黄芩9克　炒山栀6克　知母9克　生石膏15克　花粉9克　归尾9克　赤芍9克　连翘9克　生甘草6克　水煎服　四剂。

外用：苍耳子30克　雄黄15克　明矾9克

水煎洗头，每日洗3~4次，每次洗15分钟。外洗后用四黄散（135）香油调搽。

二诊：（10月11日）头顶毛囊炎肿痛俱减，后项部有新发小疖。宗前方去花粉、知母、生石膏，加马齿苋 30 克，大青叶 9 克，银花 15 克，嘱服 5 剂，外洗同前。

三诊：（10 月 16 日）药后未见新起之毛囊炎。嘱服前方 5～10 剂外洗方同前。

四诊：（1966 年 9 月 21 日）事隔多月，头部又起毛囊炎 3～4 个，但反复不愈又近 2 个月。曾在某所用自家疫苗注射，见效不大。继服前方并外洗上药。曾因出差在外，停治 2 月，于 12 月又继续治疗，除续服前方外，加重外洗药量。改为苍耳子 60 克，白矾 60 克，雄黄 15 克，经治 1 月已不再复发。

五诊：（1967 年 7 月 3 日）半年后前证又复发，头部又起毛囊炎十余个，除继服前方外，配合内服醒消丸，每日 6 克。外洗药中加王不留行 15 克，毛囊炎由少发到完全不发，经治两月而愈，以后即未再复发。

〔例二〕 王某，男，24 岁，病历号 194110，初诊日期：1967 年 5 月 8 日。

主诉：头皮出现小脓疱，此愈彼起反复发作已 1 年多。

现病史：1 年多来头皮部经常出现小脓疱，反复发作，胀疼，发无定时，服药无效。

检查：头皮上可见针头大的小白脓疱，几乎布满全头，部分周围有红晕。

脉弦滑，苔薄黄。

中医诊断：发际疮。

西医诊断：慢性毛囊炎。

证属：湿热上蒸，化火化毒。

治则：清热燥湿，和营解毒。

药用：马尾连 9 克　黄芩 9 克　黑山栀 9 克　蒲公英 30 克　生甘草 6 克

配服犀黄丸，每日3次，每次服3克。

外洗：苍耳子15克　雄黄15克　明矾9克

水煎温洗患处，每日洗3～4次。

外用金黄散（139）18克，雄黄6克，麻油调搽。

二诊：（5月23日）上方连服15剂，头皮上已基本不起脓疱，患者平时大便干结，在前方中加生大黄6克（后下）。

续服10剂，痊愈。

〔例三〕　陈某，男，40岁，简易病历，初诊日期：1975年4月20日。

主诉：头皮长疮1年多，右上臂长一环形斑块2个月。

现病史：1年多来，头皮上经常出现小疮，肿疼，不久即破，脓出即愈，此愈彼起，反复发作。2个月前右上臂出现一环形斑块，渐见扩大，不痛不痒。无结核史。

检查：①头皮上可见散在之小脓疱，边缘红肿。②右上臂外侧三角肌下方可见一红色环形斑块，约3厘米×3厘米大小，境界清晰，边缘隆起，中间稍凹陷，触之较为坚韧，经病理检查诊为环状肉芽肿。

脉弦滑，舌质红，苔薄黄腻。

西医诊断：①慢性毛囊炎；②环状肉芽肿。

中医诊断：发际疮。

证属：脾经湿热，上熏于头。

治则：凉血清热，除湿解毒。

药用：马尾连9克　黄芩9克　丹皮9克　赤芍9克　蚤休9克　银花9克　连翘9克　生甘草6克　6剂，水煎服。

二诊：（4月27日）复诊时称服药后，臂上红色斑块即见消退。头部之疮亦见少起，嘱继服前方10剂后即治愈。

本例初诊时考虑着重治疗毛囊炎，对环状肉芽肿未加处理，而服药6剂后，臂部环状斑块很快消失。一般环状肉芽肿不治亦能消退，但往往经数月甚至数年，而本病例在短时间就见消退，考虑清热解毒药能促使其消退。

穿掘性毛囊炎（1例）

李某，男，31岁，门诊病历，初诊日期：1957年6月14日。

主诉：头部患疮已八个月。

现病史：1年前前额开始起脓疱数个，渐延及头后部，反复出脓不愈。

检查：头顶后部有一银币大皮肤凹凸不平的肿块，质软，有互相穿凿的脓孔3～4处，压迫后有少许脓汁流出，但排脓不畅，疼痛，四围有散在米粒大脓疱多个。

脉弦滑，舌质红，苔黄腻。

中医诊断：蟮疮头。

西医诊断：慢性穿掘性毛囊炎。

证属：湿热上壅，化火成毒。

治则：清热解毒。

内服：黄连上清丸，日服2次，每次服9克。

外用：先用金黄散（139）蜂蜜调敷，后改用四黄散（135）香油调搽。

二诊：（6月21日）1周后四围脓疱已消，但头顶后部脓肿仍反复攻窜。改贴千捶膏（126）1张，烤热后盖于疮上，3 天换 1 张，使其压迫脓肿不致积脓。并服清热解毒汤剂。

药用：黄连 6 克　黄芩 9 克　川朴 6 克　黑山栀 9 克 丹皮 9 克　赤芍 9 克　银花 9 克　连翘 9 克　生甘草 6 克

先后共服 8 剂，脓肿渐渐平复，3 周后痊愈。

【按语】　疖病又称多发性疖肿，可在身体各处反复发生，缠绵难愈。临床上可分两型：续发型，在不定部位，陆续发生疖肿，个数不定，新旧交替，可延多年不愈。复发型，常在一定部位，尤以项部（发际疮）、臀部（坐板疮）反复发生。

慢性毛囊炎为粟米大小疮，可多可少，不断发生，常见于头部或项后发间（发际疮），亦可见于须部（羊须疮），或见于臀部（坐板疮）。

穿掘性毛囊炎中医称鳝瘘头，多发于小儿头部，初起为疖肿，日久不愈，肿如曲鳝瘘头故名，破后有数孔，形如蝼蛄串穴，又名蝼蛄疖。常脓出不尽，或暂时封口，但内有蓄脓，不久又肿起如馒头。

一、内　治　法

上述各症，发病原因一致。中医认为湿热内蕴，化为火毒，治法相同。凡发于上半身、头部者，火毒为重，治宜清火解毒，方用消炎方（18）加减，大便干结加生大黄 6～9 克（后下），元明粉 9 克（冲），大青叶 15 克，发于下半身臀部者，湿热为重，则宜理湿清热，用除湿胃苓汤（29）加减，如疖肿日久，肿坚不溃，则宜托毒消肿，用消痈汤（42）加减。如病久体虚毒胜，经常复发，宜四妙汤补正托毒，方用生黄芪 15～30 克，当归 12 克，银花或忍冬藤 15 克，生甘草 6 克。每日 1 剂水煎服。

二、外 治 法

疖肿未破或毛囊炎，都可用金黄散（139）以蜂蜜调成糊状（以涂敷后不下流为度），逐个挑破涂上，勿涂成一片。一般涂药后可以部分消退或不再扩大。已化脓的，亦可促进自然排脓，脓出消退。

疖肿坚硬不破，可贴疗疖膏（125）或千捶膏（126）促其自破。疖肿已破，脓出不尽，先上五五丹药捻2天，提脓拔毒，脓尽自愈。一般疖肿脓出后可掺五五丹（142）少许。

慢性毛囊炎和疖肿未破，亦可用金黄膏（121）或玉露膏（120）外涂，或用毛疮洗方（172），水煎洗头项，每次洗15分钟，日洗3~4次，连洗5~10天，洗后用四黄散（135）或发际散（134）香油调糊状，逐个涂上，勿涂成一片。

穿掘性毛囊炎，内有蓄脓，可先上重升丹（142）药捻3~4天，提脓拔毒，脓出后肿消退，防其攻窜，可用千捶膏（126）、（127）烘热紧贴疮上，3~5天换贴1张，直至平复为止。

一般小儿暑天常起热疖，内服牛黄清热散（成药），按小儿大小，分3天或2天服；大便秘结可服二号化毒丹（79），以清热解毒。外用药按上述方法调涂。

〔附录〕 我科在1956年6月~1957年12月曾在朱老医生指导下，以内服芩连解毒汤，外用金黄散为主，重点观察治疗多发性疖肿75例。治愈55例，进步6例，无效4例，不明10例。治疗慢性毛囊炎33例，治愈17例，进步7例，无效6例，不明3例，取得较好的疗效。

阑尾周围脓肿（2例）

〔例一〕　李某，女，65岁，住院号39087，初诊日期：1959年12月19日。

家属代诉：恶心，呕吐，发烧伴右下腹痛2周。

现病史：2周前开始脐周围疼痛，并有恶心，不思饮食，纳后即吐，认为患胃痛而未予治疗。痛渐转移到右下腹部，隐隐作痛，右腿不能伸直起坐，屈身而卧，伴有发烧，朝轻暮重，连日不退，大便多日未解，曾诊为阑尾炎，经肌注青霉素3天，未见好转。

入院检查：神志清楚，精神委顿，痛苦面容，表情淡漠，右下腹可摸到一个9厘米×7厘米大小之包块，腹壁紧张，压痛，有反跳痛，肌肤甲错，右下肢踡曲而卧，脉象沉细，舌尖光，苔根薄黄腻。体温38℃。白细胞总数18600／立方毫米，中性81%，血压150／80毫米汞柱。

中医诊断：肠痈。

西医诊断：阑尾周围脓肿。

证属：湿热夹瘀，阻滞肠腑，营卫不和，热胜肉腐。

治疗：和营化瘀，排毒消肿。

药用：炒桃仁9克　瓜蒌仁9克　冬瓜子仁9克　丹皮6克　归尾9克　赤芍6克　银花9克　连翘9克　炙甲片6克　皂角刺9克　伸筋草9克　水煎服。

外敷金黄膏（121）。

二诊：（12月21日）2剂药后，大便得解，右小腹痛势见轻，腹壁紧张得缓，压痛减轻，热势已挫，略思纳食，舌苔根薄腻渐化，脉象弦滑。宗前方加败酱草9克，苡仁12克，3剂。

三诊：（12月24日）药后右下腹包块明显缩小，疼痛不甚，右足已能伸直，体温37.4℃，胃纳转馨，舌苔薄布，脉细滑。治宗前方加减。

生苡仁12克　冬瓜子仁9克　当归9克　赤芍9克
瓜蒌仁9克　丹皮9克　败酱草9克　陈皮6克　银花9克
水煎服。

四诊：（12月27日）3剂后包块已摸不到，治愈出院。

本例患者由于急性阑尾炎未能得到及时控制，而形成阑尾周围脓肿。因年老体弱，采用中药治疗。以三仁汤为主，用丹皮、桃仁、归尾、赤芍活血散瘀；冬瓜子仁、生苡仁、败酱草排脓消肿；瓜蒌仁润燥通肠；银花、连翘清热解毒；并用山甲、角刺以攻其坚。朱老医生认为山甲、角刺两药，具有消、托两种作用，用于轻者能消，消之不可则托，促其自溃排脓。服药3剂后，诸症轻减，6剂后腹中包块明显缩小，继宗前方去山甲片、角刺，又服3剂后，包块全消而愈。

〔**例二**〕　秦某，女，34岁，初诊日期：1965年2月15日。

主诉：右下腹肿块疼痛7天。

现病史：怀孕5个月，7天前突然脐部疼痛，并感周身不适，纳食不香，偶有恶心，两天后，痛渐移至右下腹部，伴有畏寒发烧，体温37.8℃，初步诊断为阑尾炎，肌注青霉素2天，未予控制，仍感疼痛发烧。

检查：右下腹腹壁紧张，压痛明显，反跳痛阳性，重按可触及 6 厘米×7 厘米大小之包块。体温 38.4℃，白细胞计数 17600/立方毫米，中性 82％。脉细滑数，舌尖红，苔中间剥。

中医诊断：肠痈。

西医诊断：阑尾周围脓肿。

证属：胎热内炽，营卫失和，瘀滞成痈。

治疗：滋阴和营，清热解毒。

方药：生地榆 9 克　黄芩 9 克　玄参 9 克　麦冬 9 克　当归 9 克　银花 9 克　连翘 9 克　生甘草 9 克　水煎服，3 剂。

二诊：（2 月 18 日）药后热势顿挫，（体温 37.5℃）右小腹疼痛减，大便畅通，腹壁已不紧张，压痛减轻，脉滑带数，舌苔如前。

药用：生地榆 9 克　当归 9 克　赤芍 9 克　玄参 9 克　银花 9 克　连翘 9 克　蚤休 9 克　败酱草 9 克　生甘草 6 克　服 3 剂。

三诊：（2 月 21 日）诸症均见缓解，右下腹肿块显已缩小，痛缓已不拒按，体温趋平，脉细滑，苔薄净。前方去赤芍，加紫地丁 9 克，大贝母 6 克。3 剂后，肿块逐渐缩小，2 剂后，肿块已摸不到，治愈出院。

此例怀胎 5 个月而得肠痈症。对待此等病例，古人虽有"有故无殒亦无殒也"之说，朱老医生考虑到用活血破瘀、通里攻下之剂，易损伤胎元，终非上策。因此处方选用地榆、当归、赤芍凉血、清热和营，玄参、麦冬滋阴、润燥通肠，银花、连翘、生甘草、蚤休、黄芩清热败毒，黄芩又有安胎之功。考地榆一药，一般仅知其能凉血止血，而不知其能治脓疮。《本经》有"止脓血，治恶疮热疮"的记载。此例用药似乎平淡无奇，药后却使腹中肿块逐渐收小，终使吸收消失，不伤胎孕，是为上计。

颈淋巴结核（3 例）

〔例一〕 刘某，男，37 岁，病历号 17895，初诊日期：1957 年 8 月 31 日。

主诉：颈部长鼠疮已 15 年。

现病史：于 1942 年开始左颈部出现肿核 3 个，1 大 2 小，大如栗子，小如莲子，初起不痛，能活动，逐渐增大，1 年后如胡桃大，3 个重叠一起，渐见疮头软化，有时抽痛，数日后穿破流稀薄脓水，疮口历 15 年不愈，颈项转侧困难。左腋下亦有一窦道已 3 年，管口偶封住，不久又见肿疼破溃。伴有胃疼，消化不良，纳食不馨，大便时秘。

检查：左颈部肿块如手掌大，四周肿硬，堆叠如累卵，皮色紫黯，疮顶破口多处，瘘管彼此相通。流出稀薄脓液，有时夹有豆腐渣样块状物。左腋下亦见一窦道深约 3 厘米，脉象缓滑，舌苔黄腻。

中医诊断：瘰疬。

西医诊断：颈、腋淋巴结核。

证属：肝胆之火常升，脾运不健，生湿生痰，痰火凝结为患，肝胃不和。

治则：平肝和胃，化痰软坚。

方药：清半夏 6 克　陈皮 4.5 克　茯苓 9 克　大贝母 9 克　夏枯草 9 克　煅牡蛎 9 克　石决明 15 克(打)　昆布 9 克　海藻 9 克　钩藤 9 克(后下)　3 剂，水煎服。

二诊：(9 月 3 日) 疮口泄脓不畅，病块又见焮红疼痛，不能触碰，经扩创后排脓较畅，疼痛缓解。继以消痰软坚，清热化毒。

大贝母 9 克　煅牡蛎 9 克　夏枯草 4.5 克　草河车 9 克　赤芍 9 克　昆布 9 克　海藻 9 克　茯苓 9 克　钩藤 9 克（后入）桔梗 3 克　服 3 剂。

外用重升丹药捻（142）。

三诊：（9 月 6 日）颈部脓仍稀而不畅，腋下仍焮痛，亦有破溃之势。胃纳呆滞，病久气血大伤，且拟调补气血养胃为先。

药用：全当归 9 克　赤芍 6 克　制半夏 6 克　陈皮 6 克　茯苓 9 克　大贝母 9 克　炙甲片 4.5 克　草河车 6 克　麦谷芽各 6 克　砂仁 1.5 克（后入）　水煎服，3 剂。

四诊：（9 月 9 日）颈项管道经挂线后贯通，腋下亦经扩创后外用五五丹（142）肿疼显减，继进化痰软坚之法。

方药：川贝 6 克　茯苓 9 克　煅牡蛎 9 克　玄参 9 克　陈皮 6 克　制半夏 6 克　谷芽 9 克　草河车 9 克　海藻 9 克　石决明 15 克　水煎服，10 剂。

五诊：（9 月 20 日）疮口渐见红活，肿疼俱减，脓水已少，胃纳见馨，收口有望，每日仍换药 1 次。从前方加麦芽 9 克，砂仁 1.5 克（后入）调理月余而愈。

〔例二〕　刘某，女，28 岁，病历号 20598，初诊日期：1957 年 11 月 20 日。

主诉：左颈瘰疬已 6 年。

现病史：1951 年左颈出现 2 个栗子大肿核，初起不疼，推之活动，1 年后肿核增大，两核渐见粘连融合一起，质硬，肿核顶渐见软化波动，发红微痛，隔 2 个月后自破，流出稀薄脓液及干酪豆腐样腐块，溃后历 1

年多方收口，但不久又见肿硬破溃，6 年中如此屡肿屡破屡收者三度，上半年已封口，近 1 月来患处又发肿痛，曾服异烟肼等药。

检查：身体消瘦，精神委顿，面色苍白无华，体温37.8℃，左颈部有肿块如手心大，四周坚硬焮红，拒按。

脉象：细滑数，舌质红，苔薄黄腻。

中医诊断：痰火瘰疬。

西医诊断：颈淋巴结核混合感染。

证属：阴虚内热，虚火上炎，痰火凝结。

治则：滋阴清热，消痰软坚。

药用：川贝母9克　玄参9克　生牡蛎9克　昆布9克海藻9克　赤芍9克　茯苓9克　连翘9克　白蔹6克　草河车6克　丝瓜络4.5克　水煎服，5 剂。

外敷玉露膏（120）。

二诊：（11 月 25 日）左颈疬块，根盘坚硬，顶红焮痛，宗前法参用透托，速其自溃。

药用：川贝母9克　归尾9克　赤芩9克　草河车9克黑山栀6克　连翘9克　昆布9克　海藻9克　炙甲片9克皂角刺9克　丝瓜络4.5克　钩藤9克（后入）　服7 剂。

三诊：（12 月 3 日）疬块犹坚，疮顶鼓起如栗，按之绵软波动，内毒已化，切破流出稀水薄脓，夹有干酪样物，疼痛缓解，仍予消痰软坚之剂。

药用：川贝6克　陈皮6克　茯苓9克　生牡蛎9克草河车4.5克　连翘9克　玄参9克　夏枯草6克　先服5剂，接服5剂。

外用五五丹（142）。

四诊：（12 月 13 日）药后肿块渐软，疼痛减轻，仍流稀薄脓水，旁侧又破两个小口，形成窦道，手术切开后，引流方畅，大便干，3日1行，口臭。证属胃热痰火为盛，予以清热化痰。宗前方加清半夏4.5克，麻仁9克，嘱服7剂。

五诊：（12月20日）脓水渐少，病块未消，续予化痰散结法。

药用：玄参9克　川贝母9克　生牡蛎9克　陈皮3克　清半夏6克　茯苓9克　生甘草3克　继服30余剂。

外用玉肌丹（142），红粉纱条（145），每日换药一次。直到1958年2月20日疮面完全收口，1960年追踪未见复发。

〔例三〕　刘某，女，26岁，病历号55273，初诊日期：1963年3月15日。

主诉：右颈长鼠疮半年余。

现病史：去年秋季右颈部发现1个蚕豆大小肿块，皮色不红，不痛，到今年2月上旬，肿块逐渐增大，疼痛，影响睡眠，曾服异烟肼，肌注青链霉素，未见效果，胸透两肺正常。

检查：颈右侧耳垂下方有一肿块约6厘米×8厘米大小，中等坚，略活动，压痛明显，皮色不红，有破溃之势，白细胞总数10400/立方毫米，中性71%，淋巴24%，嗜酸3%，单核2%，血沉第1小时20毫米。脉细带数，舌质绛。

中医诊断：瘰疬。

西医诊断：颈淋巴结核。

证属：肝肾阴虚，虚火内灼，炼液为痰，痰火郁结。

治则：消痰软坚，攻补兼施。

药用：黄芪9克　玄参9克　土贝母9克　夏枯草9克生牡蛎9克　昆布9克　海藻9克　草河车9克　银花9克连翘9克　水煎服，3剂。

二诊：（3月18日）药后根束而高突，压痛减轻，晚能入眠。仍予前方，3剂，配合每日服犀黄丸6克。

三诊：（3月20日）药后根盘逐渐缩小，按之仍坚，隐隐作痛。前方加炙山甲、山慈菇3克，以攻其坚。服3剂。

四诊：（3月26日）药后疼痛大减，只偶有刺疼，仍宗前方加橘红、制半夏、炙僵蚕、炙乳没之类加减。先后服20余剂，肿块缩小如莲子大，嘱继服内消瘰疬丸，每日1包，肿核消尽而愈。

【按语】　淋巴结结核，中医统称瘰疬，小者为瘰，大者为疬，俗名鼠疮。瘰疬的成因，不离乎痰。痰的来源有二：一则来源于脾，脾为生痰之源，由于思虑伤脾，脾失健运，生湿生痰。一则由于阴虚火盛，炼液成痰。痰阻滞经络则筋缩成核。

瘰疬可分多种类型，而较常见的有两种类型：

例一认证为肝经郁火，脾湿生痰，痰火相凝。破溃后病延15年不愈，并有胃疼纳差，肝胃不和之证，故以二陈汤和胃化痰，石决明、钩藤平肝，贝母、牡蛎、昆布、海藻消肿软坚。治疗中始终以此方加减，并配合扩创、挂线清除瘘管窦道，在短期内治愈。

例二认证为阴虚内热，虚火上炎，痰火凝结。以消疬方，玄参、川贝、生牡蛎为主，佐以昆布、海藻、白蔹、赤芍软坚散结，蚤休、连翘清热解毒，并配合外治法。经治3个月，完全收口。

例三为颈淋巴结核硬结期的患者，认证为肝肾阴虚，虚火内灼，炼液为痰，痰火郁结。病已半年，肿坚疼痛，有欲溃之势，及时采用攻补兼施、消痰软坚之法，以黄芪、玄参补其虚，用贝母、生牡蛎、昆布、海藻、山甲、山慈菇攻其坚，终使避免破溃，肿核内消而愈。

颜面播散性粟粒性狼疮（1例）

范某，男，40岁，简易病历，初诊日期1977年1月30日。

主诉：脸上长疮已3月。

现病史：面部起粟米大红色皮疹，逐渐增多，经某医院做活检，诊断为粟粒性狼疮。先后用异烟肼、链霉素，内服中药散结灵、活血消炎丸、内消瘰疬丸等，未见改善，而且仍在增多。

检查：脸部、眼睑、鼻周、口围等处满布粟粒大至米粒大黯红色丘疹，多至百个以上，无自觉症状。用玻片按压时可见黄褐色小结节。两手掌侧面有几个豌豆大小结节，身体健壮。胸透正常。

脉细滑。舌尖红起刺，苔薄黄。

西医诊断：颜面播散性粟粒性狼疮。

中医辨证：阴虚火升，痰瘀交结。

治则：滋阴清热，活血软坚。

方用：生地15克　丹皮9克　茯苓9克　泽泻9克山药9克　当归9克　丹参9克　茜草9克　红花9克　生甘草6克　5剂。

二诊（2月4日）　症如前，上方加炒三棱9克，7剂。

三诊（2月11日）　丘疹较平，自觉有好转，近日大便干,脉小滑,舌红苔黄腻。宗前方去山药,加大青叶15克,7剂。

四诊(2月18日)　颜面丘疹逐渐变浅变淡,上方加黄芩9克,7剂。

五诊(2月25日)　面部丘疹继续变平色淡,部分消退,有明显好转。以后从前方增减,继续服药。

六诊(5月6日)　复诊时脸面丘疹明显消退,改拟丸方:

丹皮60克　茯苓60克　泽泻60克　地骨皮60克　红花30克　茜草30克　甘草30克　炒三棱30克　大青叶60克　黄芩60克　陈皮30克

研末炼蜜为丸,每丸9克,每日服2丸,以竟前功。

颜面播散性粟粒性狼疮,又称粟粒性狼疮,病程慢性,往往可数年不愈。一般抗结核药疗效不著。此例以六味地黄丸增减,加茜草、红花、地骨皮、三棱等活血软坚之品,取得较好的疗效。

血栓闭塞性脉管炎(3例)

〔例一〕　刘某,男,50岁,病历号99477,初诊日期:1957年10月12日。

主诉:因右小腿足趾坏死行右小腿截除术将1年,左足足趾又见黯红、疼痛9个月。

现病史:从1956年3月开始两足发麻,小腿内侧胀疼,当时未确诊,仅服虎骨丸及用封闭疗法,病渐加重,呈间歇性跛行。至1956年10月左右足大踇趾呈豆大黑色,足背呈紫红色,至11月即坏死,逐渐扩大至小腿下端。在外地医院建议截肢，开始患者未予同意，9 天后坏死继续上延，不得已只能将右小腿截去，手术经过顺利。在此期间左小腿只有轻度疼痛、发凉。在 1957 年 1 月疼痛加重，施行左侧交感神经节切除术，术后疼痛未减轻。曾服四妙勇安汤 200 余剂，并服犀黄丸，疗效不显。患者为铁矿工人，有经常受寒、潮湿的生活史。

检查：形体消瘦，慢性病容，左足大踇趾及其附近组织呈黯红色，小趾及其外侧直到外踝呈黯红色，小腿内侧下段沿静脉红肿灼热，手不能触碰，压痛甚剧，足背动脉沉细微弱。

脉细滑而数。舌红，苔黄腻。

中医诊断：脱疽。

西医诊断：血栓闭塞性脉管炎伴发静脉炎。

证属：寒湿蕴久，转成湿热，湿热入络，络阻痹滞。

治则：通络和营，清热化湿。

方剂：化毒除湿汤加减。

药物：归尾 9 克　丹皮 9 克　赤芍 9 克　银花 15 克　干地龙 9 克　炙乳没（各）4.5 克　赤苓 9 克　伸筋草 9 克　威灵仙 9 克　丝瓜络 4.5 克　生甘草 3 克

二诊：服药 8 剂，兼服犀黄丸每日 9 克，疼痛明显减轻，红肿渐消，以后尚不断轻度疼痛，仍以前方加减。直到 11 月 3 日症情渐趋稳定，只间歇发生局部红肿痛 2 次，而且不久即消退，亦能行走。后加入通络祛风、除湿止痛之剂如防己、海风藤、木瓜、桑枝、桑寄生、牛膝、秦艽、制川乌等药。前后治疗观察 4 个月足部颜色已恢复正常，基本痊愈返回原地。

〔例二〕 南某，男，51 岁，病历号 30313，初诊日期：1958 年 3 月 5 日。

主诉：双足跗凉、痛 1 年。

现病史：于 1957 年 1 月发现左足时有发热窜走之感，渐感麻凉，大踇趾变色疼痛，尤以步行久站后显著。1 个月后右足趾亦发生类似情况，走路困难，晚间疼痛加重。患者为中药房职工，在东北工作 20 年，嗜烟。曾在北京某医院治疗，建议截肢，患者不同意，要求转中医治疗。

检查：两下肢踝关节以下和左足足趾皮肤均呈黯红色，左足足趾凉，足背动脉尚可触及。右足较左足为轻。

脉象浮紧，苔薄白。

中医诊断：脱疽。

西医诊断：血栓闭塞性脉管炎。

症见：两足足趾冰凉，麻木滞疼，步履艰难，大踇趾紫黑。

证属：寒凝络痹，经络痞塞。

治则：温经通络，活血行痹。

药用：麻黄 4.5 克　当归 9 克　赤芍 4.5 克　川芎 6 克　牛膝 9 克　羌活 4.5 克　防己 4.5 克　桑枝 15 克　桑寄生 9 克　赤苓 9 克　肉桂末 1.5 克（冲）

二诊：（3 月 13 日）服药 8 剂后，足背黯色减退，咳嗽胸胁引痛。上方将肉桂改为桂枝 30 克，并加款冬花 9 克，冬瓜子 9 克，薤白头 4.5 克，日服 1 剂。

三诊：（3 月 28 日）半月后咳嗽渐平，脚麻木减轻，足背色转红活而渐温暖。继以上方加减，治疗 1 个半月后，诸症均减轻，已能行走。继服虎潜丸和虎骨木瓜丸，3 个月后基本治愈。

〔例三〕 李某，男，28 岁，病历号 32311，初诊日期：1958 年 11 月 4 日。

主诉：左足发凉疼痛，间歇性跛行 10 个月，左小趾趾端溃疡 1 个月。

现病史：于 1958 年 1 月开始左足跟疼痛，随之足跖前半部和足趾亦觉疼痛，后又发现步行后即觉小腿肚胀疼，休息后减轻，呈间歇性跛行，如此已历 10 月有余。病情日益加重，在 1 个月前左足小趾趾端形成溃疡，疼痛剧甚常彻夜不眠，虽服止痛药亦难缓解。患者为翻砂工人，曾长期受潮湿寒冷，嗜烟 10 余年。

检查：面黄肌瘦，呈慢性病容。左足小趾趾端溃疡约 1 厘米×1 厘米，有少许黄色分泌物，腐肉未脱，足背呈黯紫色，右足背动脉较微弱，左足发凉，足背动脉尚能触知。

脉滑数，苔黄微腻。

中医诊断：脱疽。

西医诊断：血栓闭塞性脉管炎。

证属：寒凝湿阻，经络痞塞，气血不行而发剧痛，步履艰难。病人正气渐耗，寒郁化热，热胜则肉腐而小趾溃疡。

治则：通络和营，清热化湿。

药用：银花 30 克　归尾 9 克　丹皮 9 克　赤芍 9 克　炙乳没各 4.5 克　丝瓜络 4.5 克　干地龙 9 克　二妙丸 9 克（包）　海风藤 9 克　并服犀黄丸 9 克

二诊：(11 月 9 日) 服药 8 剂苔黄腻渐化，疼痛减轻，改用四妙勇安汤：当归 60 克，银花 30 克，玄参 30 克，生甘草 15 克。

三诊：（11月13日）4剂后疼痛明显减轻，趾端腐肉犹未脱落，舌心仍见黄腻苔，脉滑数。上方加理湿药赤苓15克，生苡仁9克。

四诊：（11月20日）3剂后小趾腐去收口，只下地后尚痛，以后小趾溃口微破，流少许分泌物。上方加黄芪9克，共服20余剂渐见收口。继续观察3个月，基本治愈。

【按语】 脉管炎病人未病之前，一般都有受寒受冻史。如大冷天外出，冒雪履冰受冻后，若用雪块磨擦冻肢，使逐渐转温，可无他虑。最忌立即向火烤，或用热水烫，否则极容易患本病。此为防治之道，很关重要。本病初期、二期，寒凝血瘀，阻于经络，不通则痛。用药着重温经散寒，通络活血，回阳止痛，大致可以得治。晚期寒郁化热，热胜则肉腐、骨烂，应以大剂滋阴益气，清热化毒，以顾步汤、四妙勇安汤等图治，尽可能免于截肢。

附：血栓闭塞性脉管炎论治

血栓闭塞性脉管炎，属于中医所称"脱疽"范畴。

《灵枢》就有脱疽的记载，其后《外科正宗》、《医宗金鉴》都有脱疽的记述，但病前颇类消渴，似乎属于糖尿病性坏疽。后在《治疗汇要》及《马培之外科医案》里所述脱疽的病因症状，始接近脉管炎的证候。

〔病因病机〕 《治疗汇要》说："又有大寒冒雪，履冰受冷，其时用热水渐温，可无他虑，如火烘逼寒入骨，春来证发足趾，其趾必脱，脱后无性命忧。"《马培之外科医案》说："严寒涉水，气血冰凝，积久寒化为热。"综上所述，结合临床所见，本病病人大多有受寒受冻史，由于寒湿阻滞经络，气血不和，渐见寒凝络痹，气血不能贯注，终至寒郁化热，热胜肉腐骨烂，形成坏死。

〔症状〕《马培之外科医案》说："始则足趾木冷，继现红紫之色，足跗肿热，足趾仍冷，皮肉筋骨俱死，节缝渐次裂开，污水渗流，筋断肉离而脱。"

〔辨证论治〕

一、内 治 法

可按病期先后，病情发展的证候不同，大致可分三期。

第一期：

证属：涉水履冰，寒湿阻络，气血不调，经络痹滞。

症见：脚疼不能多走，小腿肚作胀，下肢发凉发白，脚趾、脚背、踝骨等处略带潮红。脉沉缓，舌苔薄白，趺阳脉尚可摸到。

治则：祛风散寒，舒筋活络，和营活血。

方剂：独活寄生汤加减。

药用：独活12克　桑寄生9克　防己9克　当归9克　川芎6克　赤芍15克　桂枝9克　茯苓9克　桃仁9克　红花9克　鸡血藤15克　伸筋草9克　水煎服。

方义：独活、寄生、防己、茯苓祛风理湿；当归、川芎、赤芍、桃仁、红花和营活血；桂枝、鸡血藤、伸筋草温经通络。

第二期：

证属：寒凝络痹，不通则痛，气血不能贯注，阳气不能下达。

症见：病期较久，患肢冰冷，足趾、足背呈黯红色，如抬高患肢则现苍白，疼痛艰于履地，行动不便。脉沉细，舌苔白，趺阳脉微弱。

治则：温经散寒，通络和营，回阳止痛。

方剂：阳和汤、当归四逆汤为主。

药用：熟地15克　麻黄9克　桂枝9克　鹿角霜9克　白芥子9克　炮姜9克　细辛6克　当归15克　赤芍30克　甘草15克

方义：熟地、麻黄、炮姜、桂枝、细辛、白芥子温通经络；当归、赤芍和营活血；甘草和血解毒。

第三期：

证属：病久寒郁化热，必伤阴液，热胜则肉腐骨烂。

症见：肢端发黑、溃烂、坏死或有腐骨或现溃疡，剧痛不眠，坐立不安，面容苍黑，心情急躁，口渴思饮。脉沉细数，舌绛，趺阳脉摸不到。

治则：大剂养阴清热，和营化毒。

方剂：顾步汤加减。

药用：黄芪15～30克　玄参30克　石斛12克（先煎）当归30克　牛膝15克　地丁30克　菊花15克　银花30克　公英15克　花粉12克　生甘草15克　水煎服。

方义：玄参、石斛、花粉养阴生津；黄芪、当归、牛膝补气行血；银花、菊花、地丁、公英、甘草清热化毒。

加减：疼痛剧甚，加用犀黄丸或醒消丸，每日9克，或方中加炙乳没各6克；溃后黑腐不脱，加炙甲片9克、角刺9克托毒；整晚不寐加炒枣仁15克，茯神15克；溃后日久，疮口不收，面色萎黄，饮食少思，六脉虚细，舌淡苔净。宜大补气血，促其生肌收口，用人参养荣汤。

二、外 治 法

①初期患肢发凉，走路疼痛，可用通经活血药：当归15克，独活30克，灵仙15克，红花15克。水煎半盆，趁温时浸洗15～30分钟，每日1～2次。患趾发紫疼痛，用甘草末香油调，厚敷患趾。②溃后腐肉不脱，外掺五五丹（142）少许，外盖凡士林纱条及敷料。③如有腐骨，必先将其取出，腐肉去而脓水未清，外用玉肌丹（142）。④脓水已清而不生肌，外掺桃花丹（147）或生肌散（148），外盖玉红膏纱条及敷料。

〔附录〕 根据上述辨证论治的原则，我科于1957年1月至1958年12月共治疗观察血栓闭塞性脉管炎20例。疗效观察：基本治愈7例（症状、疼痛均消失，溃疡愈合）；显效8例（疼痛显轻，溃疡接近愈合，黯色及凉感未消失）；进步四例（疼痛、症状均有所改善）；无变化1例。

带状疱疹（5例）

〔例一〕 王某，女，33岁，病历号11931，初诊日期：1958年4月4日。

主诉：左腰部及左大腿出现集簇小水疱，剧痛已3天。

现病史：7天前左腰部和左下肢发生阵发性针扎样刺痛，疑为"神经痛"，未予治疗。3天前左腰部及左大腿外侧出现大片红斑、小水疱，刺痛加重，不敢触碰，坐立不安，虽服止痛片亦未解痛。大便干结。

检查：左侧腰部及沿左大腿外侧，相当于腰 1～2 节段，可见成片集簇之小水疱，部分为血疱，基底潮红。

脉弦而带数，舌苔薄黄。

中医诊断：蛇串疮。

西医诊断：带状疱疹。

证属：心肝二经之火内郁。

治则：泻心肝之火热。

药用：川连 9 克　黄芩 9 克　焦山栀 9 克　大青叶 9 克　番泻叶 9 克　银花 9 克　连翘 9 克　赤芍 9 克　花粉 9 克　青黛 1.5 克　水煎服，外用玉露膏（120）。

二诊：（4 月 6 日）服 2 剂后水疱已见结痂，刺痛明显减轻，大便 3 日未行，舌苔黄糙，脉弦数。方拟通腑泄热。

生川军 6 克(后入)　黄芩 9 克　焦山栀 6 克　大青叶 6 克　连翘 9 克　丹皮 9 克　赤芍 9 克　忍冬藤 9 克　2 剂。

三诊：（4 月 8 日）疱疹大部干结，疼痛基本消失，大便畅通。前方去大黄加花粉 9 克。2 剂后治愈。

〔**例二**〕　杨某，男，60 岁，简易病历，初诊日期 1973 年 1 月 28 日。

主诉：右眼睑附近出现疱疹疼痛 3 天。

现病史：3 天前突然于右侧下眼睑附近出现疱疹，红肿疼痛，右眼流泪，结黄脂，并见右侧偏头痛，坐卧不宁，大便干秘，渴思冷饮。

检查：右侧颜面、眼睑附近可见集簇之高粱米大小红色疱疹，右上额亦见成堆疱疹，触之痛剧，右上下眼睑红肿如球，不能睁开，流泪、结黄眼眵。脉弦，舌红苔黄燥。

中医诊断：蛇丹。

西医诊断：带状疱疹（三叉神经Ⅰ～Ⅱ支）

证属：胆经湿热内盛，化为火毒上炽。

治则：清化湿热，通腑泻火。

药用：马尾连9克　黄芩9克　大青叶15克　大黄6克（后入）　丹皮9克　赤芍9克　银花9克　马齿苋60克　蒲公英15克　生甘草6克

外用玉露膏（120）。

二诊：（2月1日）3剂后复诊，疱疹已结干痂，眼肿已退，已能睁眼，视力如常，疼痛亦显轻，腑热已解，舌苔薄黄，脉细滑。治从前方去大黄加花粉6克，服3剂后即愈。

〔例三〕　马某，男，61岁，简易病历，初诊日期1974年8月31日

主诉：右侧额部疼痛2周，出现红肿水疱1周。

现病史：2周前右侧额部扎痛，延及同侧颜面部，服止痛片未能控制疼痛。1周前右颞颥部出现集簇小疱，红晕灼痛，渐延及鼻尖及右上唇，如针扎样痛，坐立不安。曾在某医院肌注维生素 B_{12} 5支、口服金霉素和吗啉胍，仍不能控制，剧疼不止。原有高血压病（血压170/120毫米汞柱）、肺气肿。口渴思饮，大便干，小便黄。

检查：右侧颜面从额部、颊部、上唇可见集簇高粱米至黄豆大之水疱，上下眼睑水肿不能睁眼。

脉弦细，舌红苔黄。

中医诊断：蛇丹。

西医诊断：带状疱疹。

证属：湿热上壅，化火化毒。

治则：清热除湿，泻火解毒。

药用：马尾连 6 克　黄芩 9 克　大青叶 15 克　公英 15 克　马齿苋 60 克　丹皮 9 克　赤芍 9 克　延胡索 9 克　生甘草 6 克　水煎服。

外用玉露膏（120）。

二诊：（9 月 3 日）3 剂后复诊红肿见消，疼痛显轻。前方加紫地丁 15 克，马尾连 9 克，炙乳没各 6 克，嘱服 3 剂未见复诊。经随访追踪，称 3 天后即结痂，肿疼俱减，尚有轻痛，7 天后消失。

〔**例四**〕　刘某，女，49 岁，简易病历，初诊日期 1974 年 7 月 5 日。

主诉：右腰部出现大批水疱，刺疼 5 天。

现病史：5 天前右腰部突然出现成批集簇水疱，逐渐增多，刺疼甚剧，寤寐不安，在附近医院治疗后水疱仍有发展。

检查：右腰部（相当腰椎 1、2 节段）、右侧腹部及后背可见大片成簇密集的水疱，皮肤灼红，疼痛，不敢碰触，皮损延及右侧腰部前后。

脉弦细，舌质绛苔净。

中医诊断：缠腰蛇丹。

西医诊断：带状疱疹。

证属：脾经湿热，循经外发。

治则：清热解毒。

药用：马齿苋合剂（马齿苋 60 克　蒲公英 15 克　大青叶 15 克），3 剂，水煎服。

二诊：（7 月 8 日）服药后未能控制病情，尚见有新起水疱向后背蔓延，发烧 39.1℃，局部水疱破后，轻度感染。

上方加马尾连 9 克，黄芩 9 克，银花 15 克，生甘草 6 克。外用玉露膏（120）。

三诊：（7 月 11 日）仍起水疱向外扩展，发烧已退，腹胀有凉气感，胃不思纳，脉细滑，舌苔白腻。证属热祛湿盛，改拟温化除湿。

方用：苍术 6 克　川朴 9 克　陈皮 9 克　茯苓皮 9 克　猪苓 9 克　泽泻 9 克　桂枝 9 克　黄芩 6 克　六一散 9 克（包）　水煎服 4 剂。外用四黄膏。

四诊：（7 月 15 日）水疱已破，部分结痂，痛已减轻，病情基本控制，腹胀已轻，已思饮食，脉沉细，舌苔净。继续服前方 4 剂。外用同前。

五诊：（7 月 19 日）后背均已结干痂，腹部有小片溃疡面，略感腹胀，宗前方去黄芩、桂枝加木香 3 克，马齿苋 15 克，3 剂。

糜烂面外用红粉纱条（145）加玉红膏（123）。

六诊：（7 月 22 日）大部已结干痂，尚觉刺痛，前方加炙乳没各 6 克，嘱服 5 剂而愈。

〔例五〕　韩某，女，48 岁，简易病历，初诊日期 1970 年 10 月 7 日。

主诉：左侧脸面和头皮疼痛 1 年多。

现病史：于去年 9 月左侧脸面患带状疱疹愈后，左脸部沿眼睑、颞颥部呈阵发性剧烈刺痛，疼痛放射至额部头皮等处，一日发作多次。

检查：痛苦病容。局部皮肤未见异常。

脉弦紧，舌质红，苔薄白。

证属：肝胆经风邪火郁。

治则：散风清热，息风定痛。

药用：川芎6克　菊花9克　白蒺藜9克　羌活6克
蝉衣4.5克　钩藤16克（后入）　7剂水煎服。

另全蝎30克研末分作10包，每日2次，每次1包，
开水调服。

二诊：（10月18日）药后疼痛明显减轻，发作次
数亦见减少。前方加炒白芍9克，天麻6克，嘱服7剂。
全蝎末改服每日1包。

三诊：（10月27日）疼痛基本控制，每日偶疼一
二次，每次数秒钟即止。仍服前方去天麻，接服7剂后
即停止发作。

【按语】　上举5个病例，2例发于头面部，2例见
于腰腿部，所起疱疹范围较广，病情较重。另一例为带
状疱疹后遗症。按朱老医生经验，例一、二、三，都属
肝胆经湿热，但已化火化毒，属于火热之证，具有遍起
红粟，焮肿疼痛为特征，因此治则上着重清热泻火、凉
营解毒，见效较快。例四以右腰腹部起密簇水疱为特
征，初、二诊时以验方投之不应，范围益见扩大，疼痛
剧烈，并见纳呆、腹胀有凉气感，已见热退湿盛之证，
改以温化除湿，病才得控制，最后获愈。例五为头面部
患带状疱疹的后遗症，三叉神经痛，经年不止，重用全
蝎以搜风，并配合散风清热息风止痛之剂，3周治愈。
本病所伴发的神经痛，可给患者造成很大的痛苦，其程
度轻重往往随年龄而不同。一般年轻人患此，可毫无所
谓，年龄越大，疼痛越厉害，尤其老年人，可延续很长
时间才缓解。上举病例，疼痛发作，延及一年以上，比
较特殊。

附：带状疱疹论治

带状疱疹，因其皮肤起红斑水疱，中医列入"丹"门。本病好发于胸胁部，故称"缠腰火丹"，亦见于头面部及其他部位，总称"蛇丹"。

中医以往在临证上分干、湿两类。干者皮肤起红粟成簇，痛如刺螫，由于肝经湿火，脉弦数，舌红苔黄，治宜龙胆泻肝汤（28）加丹皮、赤芍，外用玉露膏（120）敷之。湿者，起黄白水疱，糜烂流水，其痛尤甚，属于脾经湿热，如见纳呆腹胀便溏等症，脉滑带数，舌苔白腻，治宜除湿胃苓汤（29）加减，外用金黄膏（125）敷之。

带状疱疹为一种病毒所致的皮肤病。我科在朱老医生的指导下，拟定以清热解毒为主的马齿苋合剂（马齿苋60克，大青叶15克，蒲公英15克）。从1974年1月至1975年6月共治疗观察带状疱疹144例。治疗效果：1～10天内，皮损大部结痂、脱落，疼痛消失者占125例，平均治愈日5.3天。10天以上治愈19例。初步认为马齿苋合剂治疗带状疱疹用药简单，在缩短疗程、减轻疼痛方面具有较好的作用。

疣赘（3例）

〔例一〕 刘某，女，45岁，简易病历，初诊日期1972年4月5日。

主诉：面部长瘊已1年多。

现病史：1年前开始，先在左额部长刺疣1个，初为乳头状突起，渐长大。后在面部又陆续长刺疣3个。

曾用艾灸、鸦胆子捣涂及内服中药等，均未脱落。

检查：左额部可见一花生米大小的污褐色疣状物，表面粗糙不平如花蕊状。左颊及下颌部分布黄豆大的同样疣赘3个。

中医诊断：枯筋箭。

西医诊断：寻常疣。

治则：清热解毒。

方用：马齿苋 60 克　蜂房 9 克　大青叶 15 克　生苡仁 30 克　每日 1 剂　水煎服，5 剂。

后据其介绍另一患者来诊，称服药 4 剂后，疣赘即全部脱落。

〔**例二**〕　杨某，女，13 岁，学生，初诊日期：1973 年 4 月。

主诉：脸及手背起扁平疣赘 1 年，1 周来加重。

现病史：去年脸部出现几个小疙瘩，1 周来加重，遍及脸颊部，手背部亦见少许，无明显自觉症状。未曾治疗。

检查：脸、颊、眼睑、下颌部可见 50～60 个 0.1～0.3 厘米大小扁平疣赘，稍隆起于皮面，呈正常肤色，手背部亦见少许同样皮疹。

中医诊断：扁瘊。

西医诊断：扁平疣。

治疗：以自拟验方"马齿苋合剂三方"（即去疣三号方）治之。

马齿苋 60 克　紫草 15 克　败酱草 15 克　大青叶 15 克　水煎服。

共服药 18 剂，疣赘全部脱落，不留痕迹而愈。

〔**例三**〕　周某，女，30 岁，干部，初诊日期：1974 年

1月。

主诉：脸颊及手背部疣赘已年余。

现病史：1年来于脸颊及手背部起疣赘，数目渐渐增多，无明显自觉症状。来诊前曾肌注维生素 B_{12}（100微克×14支）、板蓝根注射液，用中药木贼草及香附煎水外洗，均未见明显效果。

检查：脸颊部可见 20～30 个 0.1～0.3 厘米大小扁平疣赘，稍高于皮面，皮疹呈淡红色。

治疗：服用"马齿苋合剂三方"11剂，疣赘全部脱落，留有色素沉着斑而愈。

〔附录〕 我科从 1972 年 6 月至 1974 年底，以朱老医生拟定的治疣验方——马齿苋合剂三方，共治疗观察青年扁平疣 75 例。治疗结果：治愈（全部脱落）47 例，进步（大部或部分消退）11 例，无效（服药 2 周，未见改变）17 例。取得较好的疗效。本疗法具有药源丰富、简廉便验的优点。

附：疣 的 治 法

目前较为常见的疣赘有寻常疣、扁平疣及传染性软疣等，均由人类疣病毒引起。

寻常疣：中医有"疣目"、"枯筋箭"、"千日疮"、"瘊子"等称。多见于手、足，少则一二个（先起一个称母疣），多则可至几十个。疣数少者可用外治法：①每日用毛巾搓洗患处，或用小刀削去表面角化层，后用鸦胆子去壳捣烂敷疣上，亦可用鸦胆子油（170）点疣上，数天后如见疣体周边发红，可渐枯落。②用生半夏研末，加白糖少许，冷开水调成糊涂于疣顶上，3天上药 1 次，渐见脱落。③艾灸法：用艾绒一团，置疣体上，点燃后稍待片刻，发出辟拍响声后，用镊子夹住，即可剥离，疣掉后，外涂龙胆紫。疣数多者，可服去疣四号方（24）。功能活血去疣，每剂加水煎2次，晚上服头煎，次晨服二煎，每煎冲入黄酒30毫升内服（此方孕妇忌服）。一般5剂为1个疗程，至多2个疗程，进行观察。亦可用去疣二号方（22）。

扁平疣：又名扁瘊。常见于青年人的颜面、手背、颈项等处，其状扁平如芝麻大或粟粒大，浅褐色，少则数个，多至上百个。少数扁平疣，可用鸦胆子油（167），用牙签或火柴梗，沾鸦胆子油少许，小心点于疣上（勿沾周围好皮肤），隔二三日即可掉落。注意勿涂太多，避免发生凹陷性瘢痕。多数的，内服马齿苋合剂三方（23），亦可用去疣二号方（22），每日水煎服1剂，2煎早晚分服，7～14剂为1个疗程。亦可用疣洗方（170），水煎洗擦患部。每日洗3～5次，每次洗15分钟。

传染性软疣：多见于颈项、胸前、后背等处，初起小圆点，渐大如鼠乳（中医即名鼠乳）。中央有脐窝，蜡样光泽。渐长渐多，有传染性。数多者，可服去疣二号（22）或三号方（23），控制其多发。外治法：用缝衣针，酒精消毒后，在软疣中央挑破，挤出豆渣样粉状物，再涂上碘酒。

脚癣继发感染（1例）

曾某，女，34岁，简易病历，初诊日期1976年8月13日。

主诉：左脚肿痛不能行走已半月。

现病史：患脚气已多年，平时双脚发痒起水疱，糜烂，流水。2周前，因搔破左脚，脚缝脱皮，次日左脚背前面即起红肿疼痛，不能履地，并沿小腿有红线一条上引，左大腿根部淋巴结肿大触痛，全身发烧，经地区医院治疗，注射青霉素1周才退烧，但左脚红肿痛，经2周仍不减轻，转来我院治疗。

检查：左足背红肿，按之有凹窝，脚缝糜烂，流水，结痂，有脓性分泌物，左腹股沟肿块仍有压痛。

西医诊断：脚癣感染。

中医辨证：湿热下注，化火化毒。

治则：清热解毒，利湿消肿。

药用：赤苓9克　黄芩9克　泽泻9克　丹皮9克　蚤休9克　公英15克　连翘9克　木通6克　车前子（包）9克　六一散9克（包）　3剂　水煎服。

外用：生地榆60克　马齿苋60克　黄柏60克

上药嘱分成3份，每日用1份，煎水约300毫升，待凉用干净小毛巾沾水略拧，半干半湿，溻敷患处，每次半小时，每日3~4次。

二诊（8月16日）：3天后左足背红肿渐消，糜烂渗水已轻，已不见脓性分泌物，疼痛亦轻，能扶杖行走，腿根肿核已消。继服前方加二妙丸9克（包），3剂。湿敷同前。

三诊（8月19日）：足背红肿全消，并有蜕皮，脚缝已干涸，略痒，嘱用六一散9克，枯矾3克混合撒脚缝内。5天后，接续用醋泡方（168），每晚泡脚半小时，以资防治。

癣菌疹（1例）

耿某，女，25岁，病历号58892，初诊日期：1963年7月5日。

主诉：原患手足癣，最近注射青霉素后，双手和足部出现小水疱5天。

现病史：患足癣已5～6年，平时瘙痒、脱皮，手部亦见轻度感染。谓原对青霉素过敏，8天前因关节炎，经皮试阴性，连续注射青霉素3天，次日即于注射部位红肿，且在两手、足部皮肤出现密集之小水疱，甚痒，便稀尿黄。

检查：双足足趾间可见糜烂，稍有红晕，手掌、足跖可见密集之深在小水疱，足踝部可见对称性湿疹样损害。

脉小滑，舌红，苔薄白。

西医诊断：手足癣，癣菌疹。

证属：脾运失健，风湿浸淫。

治则：健脾、理湿、清热。

药用：炒白术9克　陈皮6克　二妙丸9克（包）　赤苓9克　泽泻9克　丹皮9克　黄芩9克　黑山栀9克　稀莶草9克　海桐皮9克　忍冬藤12克　4剂。

二诊：（7月9日）复诊，见手、足部水疱，大部已干涸，尚有轻度瘙痒，每日腹泻3～4次，治以健脾除湿，佐以祛风。

药用：炒白术9克　茯苓9克　泽泻9克　生苡仁9克　川朴6克　二妙丸9克（包）　六一散9克（包）　白扁豆9克　陈皮6克　稀莶草9克　羌活6克　忍冬藤9克

3 剂而愈。

附：霉菌病的治疗

霉菌病，一般统称为癣，常见的有头癣、体癣、手癣、足癣、甲癣、花斑癣等。

头癣：常见的又分白癣、黄癣。中医统称秃疮。白癣称蛀发癣、白秃疮；黄癣不同地区有不同名称，如癞痢头、鸡矢堆、癞头疮等。

〔治疗〕 临床上以外治法为主。涂药前先将头发剃光，用清水洗净，再用肥皂水洗清，拭干然后上药。外用药可用苦楝子膏（114）、秃疮膏（115）、月黄膏（116）或三号癣药水（156），选用一种。每日外涂1次，一般10天为1疗程，头发再长，再剃光，外涂2～3疗程，直至痊愈。

体癣：中医称"圆癣"，又有"金钱癣"、"荷叶癣"等名称。发于腿侧两股的股癣，中医称"阴癣"；又有所谓"丹癣"者，相当于"红癣"。

〔治疗〕 以外治法为主，可选用一号、二号、三号癣药水（154～156）及普癣水（158）。

手癣、足癣、甲癣：

手癣：包括在中医鹅掌风范畴。凡是手掌部角化、肥厚、皲裂、脱屑之损害，统称为鹅掌风。因此鹅掌风可能包括手癣、手部皲裂、汗疱疹、掌跖角化症、对称性进行性红斑角化症等。

足癣：名称很多，有脚气疮、脚蚓症、烂脚丫、香港脚等。

甲癣：中医称鹅爪风，油灰指甲等。

〔治疗〕 以外治为主，如有继发感染，可配合内治。

手癣：醋泡方（168）外用，每日浸泡半小时，2周为1疗程。如手部角化明显，可配合外搽药膏如红油膏（113），每日1～2次。

足癣：

水疱型：王不留行30克，明矾9克。水煎后泡双足，每次泡15分钟，每日泡2～3次，连泡10～20天。

糜烂型：六一散9克，枯矾3克。研为细末，撒布在脚趾缝内。或用五倍子、海螵蛸各等分，研为极细末，撒布患足。

角化型：醋泡方（168）外用，每日泡半小时。角化皲裂严重时，可外用红油膏（113）。亦可用上述水疱型浸泡方，均有效。

甲癣：先用热水浸泡，使指甲变软，再以刀片将甲刮薄，用醋泡方浸泡。或用白凤仙花30克，明矾9克，捣烂涂患甲上，布包，1日换药1次。

花斑癣：中医称紫白癜风，俗称汗斑。

〔治疗〕 以外治法为主。

汗斑擦剂：密陀僧30克，硫黄30克，白附子15克。共研细末，醋调如糊状，黄瓜蒂蘸擦。或用普癣水（158）外搽。

湿疹（10例）

泛发性湿疹（2例）

〔例一〕 柴某,男,38岁,简易病历,初诊日期:1970年9月2日。

主诉：全身泛发皮疹，反复不愈已 3 年。

现病史：3 年前冬季开始在两小腿起两小片集簇之丘疱疹，发痒，搔破后渗水，久治不愈，范围越见扩大。1969 年冬渐播散至两前臂，一般入冬即见加重。今年交秋皮损已渐播散至胸、腹、背部。平时胃脘部疼痛，纳食不思，食后腹胀，大便日二三次，完谷不化，便溏，不敢食生冷水果。

检查：胸、腹及后背、四肢可见成片红斑、丘疹及集簇之丘疱疹，渗水糜烂，搔痕结痂，部分呈黯褐色，瘙痒无度。

脉缓滑，舌质淡，苔薄白腻。

中医诊断：浸淫疮。

西医诊断：泛发性湿疹。

证属：脾阳不振，水湿内生，走串肌肤，浸淫成疮。

治则：温阳健脾，芳香化湿。

方用：苍术 9 克　陈皮 9 克　藿香 9 克　仙灵脾 9 克　猪苓 9 克　桂枝 9 克　茯苓 9 克　泽泻 9 克　六一散 9 克（包）　蛇床子 9 克　水煎服，10 剂。

外用：①生地榆 30 克，水煎后湿敷渗水处。②皮湿一膏（99）。

二诊：（9 月 15 日）药后皮损减轻，渗水减少，瘙痒不甚，便溏，胃纳仍差，脉苔同前。宗前法，方用：

苍术 9 克　炒白术 9 克　藿香 9 克　陈皮 9 克　猪茯苓各 9 克　炒苡仁 12 克　山药 9 克　仙灵脾 9 克　蛇床子 9 克　肉桂 1.5 克（研末冲服）　水煎服。

三诊：（9 月 26 日）服前方 10 剂后，躯干皮损显见减轻，四肢皮损亦趋好转，大便成形，胃纳见馨，舌苔白腻渐化。继从前法，上方去肉桂加泽泻 9 克，水煎服 10 剂。外用皮湿二膏（100）。

四诊：（10 月 3 日）躯干、四肢皮损均已消退，原发小腿皮损尚未痊愈，仍宗健脾理湿，以期巩固。

药用：苍术 9 克　炒白术 9 克　陈皮 9 克　藿香 9 克茯苓 9 克　泽泻 9 克　车前子 9 克（包）　扁豆衣 9 克　炒苡仁 9 克。

嘱服 10 剂后，皮疹消退而愈。

1975 年初随访，称几年来未复发。

本例泛发性湿疹，缠绵三载，其突出证候为脾阳不振的现象。症见胃痛腹胀，纳呆便溏，食则完谷不化。主要原因即由于脾阳不振，运化失健，水湿停滞，外窜浸淫肌肤，发为浸淫疮；而且每逢冬令，病即加重，亦说明冬令阳气衰微之故。治疗上抓住其主要环节，采用温阳健脾，芳香化湿之剂。苍术、陈皮健脾燥湿；藿香芳香化湿；猪苓、茯苓、泽泻、六一散淡渗利湿；桂枝、肉桂通阳化气；仙灵脾、蛇床子补肾壮阳，温化除湿；佐用山药、扁豆、苡仁补脾止泻。病程 3 年，服药 40 剂而获愈，不仅脾胃症状完全消除，而泛发性皮损，亦告消失。4 年后随访，未复发。

〔例二〕　田某，男，24 岁，病历号 180631，初诊日期：1967 年 3 月 13 日。

主诉：全身出现红色小疙瘩瘙痒已 1 个月。

现病史：近 1 个月来四肢、躯干初起红色小疙瘩，搔抓后出水，全身泛发，尤以上臂和两大腿部为重，曾服汤药和注射硫代硫酸钠等未见改善。

检查：遍身可见散在粟粒样稍有渗水之红色丘疱疹，以四肢为明显，呈对称性和弥漫性损害。

脉缓，舌正常，苔净。

中医诊断：粟疮。

西医诊断：泛发性湿疹。

证属：内有脾湿，蕴久化热，湿热交蒸，又受外风。

治则：利湿清热。

方剂：龙胆泻肝汤加减 4 剂。

二诊：（3 月 17 日）症情同前，未见改善，瘙痒仍甚，影响睡眠。舌红苔薄白，脉弦细。改以凉血清热，消风止痒。药用：

生地 30 克　丹参 9 克　赤芍 9 克　荆芥 9 克　忍冬藤 12 克　苦参 9 克　地肤子 9 克　白鲜皮 9 克　二妙丸 9 克（包）　六一散 9 克（包）　4 剂。

三诊：（3 月 21 日）药后痒已减轻，皮损渐平。上方加茜草 9 克，蝉衣 6 克，苍耳子 9 克，5 剂。

四诊：（3 月 26 日）药后皮损大部分平复，未见新起，晚上尚有瘙痒。前方中加赤苓 9 克，5 剂后治愈。

本例湿疹，身起粟粒状小红疙瘩（丘疱疹），瘙痒极甚，搔后才出水。初诊时投以龙胆泻肝汤加减，着重利湿之剂，服之不应。二诊时脉象弦细，舌质红苔薄白，考虑湿象并不明显，而为血热风重之证，后改以凉血清热，消风止痒之剂而获愈，说明中医治病着重辨证为要点。

脂溢性湿疹（6 例）

〔例三〕　毕某，女，45 岁，简易病历，初诊日期：1975 年 7 月 8 日。

主诉：头皮瘙痒起小疙瘩流水结痂已 4 年。

现病史：4 年来头皮经常瘙痒起小疙瘩，抓破流粘水、结黄痂，时轻时重，反复发作，屡治少效。

检查：头皮部大片皮损上覆脂溢性鳞屑，抓破处可见溢水、糜烂和血痂、黄痂，沿前额可见境界清晰、略有浸润、潮红、溢水之皮损。

舌苔薄黄腻，脉弦滑。

西医诊断：脂溢性湿疹。

证属：脾胃湿热上蒸。

治则：利湿清热。

方药：生地 30 克　　公英 9 克　　黄芩 9 克　　茯苓 9 克　泽泻 9 克　　木通 6 克　　车前子 9 克（包）　　六一散 9 克（包）丹皮 9 克　　赤芍 9 克　　水煎服，6 剂。

外用生地榆 90 克，分 5 天水煎凉湿敷，每日敷 4 次，每次敷半小时。

二诊：（7 月 14 日）药后溢水已少，痒感减轻，舌质红，苔黄腻。

上方加大青叶 9 克，服 6 剂。外用同前。

三诊：（7 月 21 日）经治疗后见效，但头部两侧皮损仍红，觉痒，大便干燥，舌苔薄黄而腻。

上方去丹皮、赤芍、大青叶，加生大黄 3 克（后下）。

四诊：（7 月 26 日）头额部皮损已明显减轻，稍见鳞屑，微痒。舌质淡，苔薄黄腻，脉细滑。上方去生大黄，加当归 9 克、赤芍 9 克。外用祛湿膏（108）。

五诊：（8 月 2 日）皮损逐渐趋轻，已不溢水，尚觉轻度瘙痒。舌苔脉象同前。继服上方 6 剂。

六诊：（8 月 9 日）皮损基本治愈，偶痒。继服上方加苍耳子 9 克，5 剂，以资巩固疗效。

〔例四〕　周某，女，43 岁，病历号 54773，初诊日期：1963年2月28日。

主诉：两耳后脱屑发痒1年，3周来加重。

现病史：1年来曾于二耳后脱屑发痒，3周前皮损逐渐扩展至耳廓、颈项侧面，皮肤浸润，潮红脱屑，部分渗水，瘙痒颇剧。下颌亦有小片流水皮损。

检查：两耳后及耳廓部皮肤浸润，稍见鳞屑，部分流水、糜烂、结痂，下颌部可见不整形小片红斑及丘疱疹。两颊及鼻部毛孔扩大，皮脂溢出，并见毛细血管扩张。

脉滑，舌质红，苔薄白。

中医诊断：面游风。

西医诊断：脂溢性湿疹。

证属：脾胃湿热上蒸。

治则：凉血清热，除湿止痒。

方药：生地15克　丹皮9克　赤芍9克　生苡仁9克二妙丸9克（包）　黄芩9克　白鲜皮9克　地肤子9克　苦参9克　忍冬藤9克　六一散9克（包）　3剂　水煎服。

二诊：（3月4日）湿热仍有浸淫之势，向下延及颈项，皮肤焮红流水，刺痒难忍，小便赤，苔根薄腻。治拟导湿下行。方用龙胆泻肝汤加减。

药用：生地30克　丹皮9克　赤芍9克　龙胆草9克黑山栀9克　赤苓9克　泽泻9克　木通4.5克　黄芩6克知母9克　忍冬藤12克　生甘草4.5克　4剂　水煎服。

外用青白散（129）香油调搽。

三诊：（3月8日）焮红湿痒均见减轻，苔腻稍化，仍宗前方去知母、甘草加车前子9克（包），六一散9克（包）。服3剂后，基本治愈即停药。

四诊：（4月11日）称4天前颈后骤然皮疹发作，

燉红浸淫成片，瘙痒无度。自用谷糠油后转轻，现见皮肤粗糙脱屑，灼热发痒，脸面亦微红脱屑，舌尖红，苔净，脉滑。治拟利湿清热，祛风止痒。药用：

龙胆草9克　　黑山栀9克　　海桐皮9克　　二妙丸9克
赤苓9克　　泽泻9克　　豨莶草9克　　苦参9克　　地肤子9克
忍冬藤9克　　六一散9克（包）

先后服10剂而愈。

脂溢性湿疹发于头面部的，中医亦称面游风。病情时轻时重，缠绵难愈。朱老医生认为在辨证论治上，须分别为湿重和风重两种。湿重则溢水，风重则干燥脱屑瘙痒重（参见下举病例）；亦可见时而风重，时而湿重，治疗时应根据具体情况，加以处理。以上两例前一例表现为湿重，流水较多，用利湿清热法及湿敷法，四年之疾，经月而愈。后一例前阶段为湿热俱重，用凉血清热除湿而愈。1个月后又发，又见风重、脱屑而痒，加用祛风止痒，10剂后治愈。

〔例五〕　朱某，女，32岁，病历号129809，初诊日期：1967年1月3日。

主诉：脸面、手背瘙痒、脱屑1个月。

现病史：1个月来先于脸颊皮肤潮红、脱屑、瘙痒，逐渐扩大，并延及颈部，手背。

检查：脸面、颈部、双手背可见大片潮红、浸润，并见细薄鳞屑。

脉弦细，舌淡，苔薄布。

中医诊断：面游风。

西医诊断：脂溢性皮炎（脂溢性湿疹）。

证属：风燥伤血。

治则：养血祛风。

药用：生熟地各9克　丹参9克　荆芥9克　苦参9克
白鲜皮9克　枇杷叶9克　桑白皮9克　忍冬藤9克　生甘
草6克　5剂。

外用青白散（129）香油调搽。

二诊：（1月9日）药后，脸面脱屑减少，瘙痒亦
见明显减轻，但双前臂又见新起斑丘疹，近日来腰疼，
转侧不利。仍宗前方去忍冬藤，加川断9克，狗脊9克。
再服5剂，基本治愈。

〔例六〕　郭某，女，33岁，简易病历，初诊日期：
1970年9月14日。

主诉：头面等处瘙痒、脱屑2年多。

现病史：2年来开始头皮瘙痒，抓后起小疙瘩，随
后前额、脸面亦起鳞屑，半年后耳、项间亦潮红出现鳞
屑。头发、眉毛易于脱落，逐渐稀疏。

检查：前发际沿前额周围可见大片潮红和细薄鳞
屑、黄痂，眉间、两颊亦见类似之损害，眉毛部分脱
落，明显稀疏。双耳廓、颈项亦见大片潮红浸润、
脱屑。

脉细弦滑，舌淡，苔薄布。

中医诊断：面游风。

西医诊断：脂溢性皮炎（脂溢性湿疹）。

证属：脾胃积热上熏，外受于风，日久风燥伤血。

治则：养血润燥，消风止痒。

药用：生熟地各15克　当归9克　丹参9克　荆芥6克
防风6克　蝉衣4.5克　枳壳9克　地肤子9克　白鲜皮9
克　7剂，水煎服。

外用祛湿膏（108）。

二诊：（9月22日）药后瘙痒显轻，鳞屑减少，胃

纳较差。仍宗前方加陈皮 6 克，茯苓皮 9 克，7 剂。

三诊：（9 月 30 日）头皮、脸面已不瘙痒，耳、颈、前胸尚见轻度鳞屑，瘙痒亦轻。嘱继服前方加苦参 9 克。

前后以原方加减，计服 40 余剂，基本治愈。

〔**例七**〕 毛某，男，32 岁，简易病历，初诊日期：1971 年 1 月 8 日。

主诉：头皮、脸面瘙痒、脱屑 1 年多。

现病史：患者以往经常用冷水洗头，1 年来头皮经常发痒，搔后脱屑、掉皮、结痂，继之前额发际、双耳耳廓、脸颊等处，亦瘙痒脱屑，经久不愈。

检查：头皮大片潮红浸润，耳廓、颈项、脸颊亦有轻度浸润，覆盖细薄鳞屑。

脉弦滑，舌质红，苔净。

中医诊断：白屑风、面游风。

西医诊断：脂溢性皮炎（脂溢性湿疹）。

证属：肌热当风，风邪入里，日久化燥，伤阴耗血。

治则：滋阴清热，润燥止痒。

药用：生地 30 克　玄参 9 克　茯苓 6 克　泽泻 9 克　丹皮 9 克　苍耳子 9 克　地肤子 9 克　麻仁 9 克　7 剂，水煎服。

外用祛湿膏（108）。

二诊：（1 月 15 日）药后瘙痒减轻，皮损减薄，鳞屑减少。仍予前方加熟地 15 克，丹参 9 克，续服 7 剂。

三诊：（1 月 22 日）头皮皮损已不显，痒轻，但脸颊部仍痒，潮红、轻度浸润，并见痤疮样损害。

用初诊方加枇杷叶 9 克、桑白皮 9 克，清肺经热，嘱服 7～14 剂。1 个月后来复查，皮损基本消退。

〔例八〕 吴某，女，37 岁，简易病历，初诊日期：1974 年 11 月 11 日。

主诉：头面颈项瘙痒，稍有鳞屑已 1 年余。

现病史：1 年来头皮、脸面发痒，稍有脱屑，皮肤增厚，继之颈项周围、前胸等处，亦觉瘙痒，搔后脱屑而逐渐增厚，未见流水，曾去医院治疗，外用药不见效果，晚间痒重，影响睡眠。

检查：头皮鳞屑多，脸面、眉间略有浸润，颈项两侧及前胸皮肤浸润、潮红，可见搔痕、血痂。

脉细弦滑。舌质红，苔薄白。

中医诊断：面游风、钮扣风。

西医诊断：脂溢性皮炎（脂溢性湿疹）。

证属：过食五辛厚味，脾胃积热，外感风邪，日久血热风燥。

治则：凉血清热，消风止痒。

药用：生地 30 克　当归 9 克　荆芥 9 克　防风 6 克白鲜皮 9 克　苦参 9 克　蝉衣 6 克　甘草 9 克　5 剂，水煎服。

外用祛湿膏（108）。

二诊：（11 月 16 日）服上方 5 剂及外用药后，瘙痒明显减轻，睡眠转佳，皮损减薄，嘱继服前方 5 剂后基本趋愈。

三诊：（1975 年 5 月 20 日和 6 月 2 日）二次来诊，称颈项皮肤有时尚感瘙痒，要求继服前方，服药 3 剂后即愈。

四诊：（1975 年 11 月 10 日）5 个月后来诊，谓颈项偶有瘙痒，皮损不显，仍要求服前方巩固。

【按语】 本病由于皮脂溢出而引起的慢性炎症。一般多见于皮脂分泌多的部位，如头、面、颈项，胸腋等处。中医依其发生部位，而有白屑风、面游风、钮扣风之称。病程往往为慢性，可经年不愈；而且有不同程度的痒感，严重的亦可因瘙痒而使皮损肥厚。其发病原因，由于剧烈运动后，头部汗出，肌热当风，或用冷水淋头，复受外风，风邪侵入毛孔，郁久化燥；或因过食辛辣油腻，脾胃积热上蒸，复受外风，日久化燥所致。朱老医生认为：①一般初起病程不长，皮肤潮红微肿，发痒脱屑，脉弦滑，舌质红苔薄白或薄黄；证属血热风燥；治疗原则是凉血清热，消风润燥。选用生地、丹参、赤芍以凉血；知母、生石膏清肌热；荆芥、蝉衣、白蒺藜以消风；当归、麻仁、甘草以润燥；苦参、白鲜皮以止痒。②如病程已历数年之久，皮肤干燥、色黯、肥厚、层层脱屑、发痒挠破，大便干秘，脉弦细，舌淡苔净等；证属血虚风燥；治当养血润燥，消风止痒。选用熟地、当归、丹参、白芍、首乌、麦冬养血滋阴；枳壳、麻仁、甘草以润燥；白蒺藜、白鲜皮以消风止痒。这是一般治疗原则，但有时亦须根据具体情况因人而施。上举病例都属风重化燥之证。例五病仅 1 个月，而见舌淡苔净，还是血虚风燥，投养血消风而得效。例八病已经年，皮肤仍见潮红，舌红苔薄白，尚有血热现象，仍用凉血消风而愈。例七病已年余，头皮潮红、脱屑，舌绛苔净，风燥伤阴，以滋阴润燥而获效。

附外治法：①头皮屑多，油多发痒，可用脂溢性洗方。方用苍耳子30克，王不留行30克，苦参15克，明矾9克。水煎洗头，每次洗15分钟（洗头不宜太勤）。②头皮发痒，外搽苦参酒(159)或白鲜皮酒（白鲜皮15克，生地30克,高粱酒100毫升放瓶内浸7天后用)。③皮肤干燥,脱屑发痒,外搽祛湿膏(108)或摩风膏(111)。

钱币形湿疹 (1例)

〔例九〕 章某,男,8岁,简易病历,初诊日期:1973年1月8日。

主诉:周身起湿疹已3年(其父代诉)。

现病史:1970年春先在左小腿出现小片红疙瘩,抓破流水渐成钱币样,不久又在右小腿出现同样皮损,逐渐播及肛门、阴茎,泛发全身,瘙痒甚剧,影响睡眠。3年来曾服中西药,疗效不显。

检查:全身可见散在钱币状集簇之丘疱疹,部分糜烂、渗出、鳞屑,搔痕累累,尤以两腿、肛门、会阴、阴茎等处为重。

脉细滑,舌质淡,苔净。

中医诊断:湿毒疮。

西医诊断:钱币形湿疹。

证属:初为湿热浸淫,日久伤阴耗血。

治则:滋阴养血,除湿润燥。

方药:生地15克　玄参9克　丹参9克　当归9克六一散9克(包)　茯苓9克　泽泻9克　白鲜皮9克　蛇床子9克　5剂,水煎服。

外用:祛湿膏(108)。

二诊:(1973年1月27日)药后隔多日来诊,称药后瘙痒明显减轻,皮损亦渐趋退。

嘱服上方加地肤子15克,5剂,水煎服。

三诊:(4月2日)药后复诊,躯干、阴茎、肛门等处皮损已消,只两腿皮损尚留3~4片未消。仍嘱服上方 7 剂，外用药同前。

四诊：（4 月 14 日）称近日吃了一些鱼腥发物，小腿部分皮损反复，又见瘙痒渗水。舌质红，苔薄黄，脉小滑。改拟利湿清热。

生地 30 克　黄芩 6 克　赤茯苓 9 克　泽泻 9 克　车前子 6 克（包）　木通 3 克　六一散 9 克（包）　5 剂，水煎服。

每日外用生地榆 15 克，水煎湿敷。

后未来复诊。1976 年 5 月其父来院称，前年治愈后，2 年未发。半月前因饮牛奶后，小腿又起小片丘疱疹。经内服除湿丸（64），外用五石膏（101）30 克调祛湿散（133）9 克，又治愈。

本例湿疹病延 3 年，当时辨证为舌淡苔净，脉细而滑。朱老医生认为渗水日久，已伤阴耗血，故以生地、玄参滋阴增液；当归、丹参养血润肤；茯苓、泽泻除湿而不伤阴；蛇床子、白鲜皮、六一散祛风除湿而止痒。服药 10 剂后，皮损大部消退。后因饮食不慎，吃了些鱼腥发物，部分皮损又见复起。舌质红，苔薄黄，湿热现象又显，改以利湿清热法而获愈。愈后 2 年未发，因吃牛奶后见小发，经治即愈。

婴儿湿疹（1 例）

〔例十〕　郭某，男，1 岁半，简易病历，初诊日期：1972 年 5 月 11 日。

代诉：其父称患儿湿疹已 1 年多。

现病史：患儿出生后 2 个月脸面即起红斑、丘疹，经常消化不良，喂奶期间大便溏泄，长大后食量大，但食后不久即便出，完谷不化，常哭闹不安。

检查：身体消瘦，面色㿠白，头皮、脸面可见成片丘疱疹，正常皮色，不红，腹部及两腿亦起同样皮疹，呈淡褐色，渗出不多。

舌苔薄白。

中医诊断：胎癥疮。

西医诊断：婴儿湿疹。

证属：胃强脾弱，运化不健，水湿内生，浸淫肌肤。

治则：健脾理湿。

方药：苍术 4.5 克　陈皮 4.5 克　炒麦芽 9 克　茯苓 4.5 克　泽泻 4.5 克　六一散 6 克（包）　5 剂，水煎服，每次煎 100 毫升，2~3 次分服。

外用收湿粉（131）香油调敷。

二诊：（1972 年 5 月 16 日）药后大便稍稀，皮疹渐消，痒轻，晚睡渐安，继服前方 5 剂。

三诊：（5 月 23 日）1 周后复诊，皮疹基本消退，未见新起之损害，大便成形。嘱服"健脾片"以资巩固。

本例婴儿湿疹，中医称胎癥疮。其成因为先天不足，胃强脾弱，胃强则食多量大，脾弱则运化失职，以致完谷不化，水湿内生，浸淫成疮。病根主要在脾，故治疗上着重治脾，补其脾虚，脾弱转强，水谷得运，湿亦无从产生。用苍术、陈皮健脾理湿；茯苓、泽泻、六一散利湿；炒麦芽消食和中。服药 10 剂后，脾运功能恢复，大便趋于正常，外发湿疹亦消失。嘱服健脾片以资巩固。

湿疹样皮炎（1 例）

傅某，女，29 岁，病历号 56656，初诊日期：1963 年 4 月 15 日。

主诉：脸面、前胸、外阴部、大腿部出现皮疹5天。

现病史：于5天前，先于大腿部出现成片粟粒样皮疹和小水疱，瘙痒无度，随即波及整个外阴及肛门部，出现大片红斑和丘疱疹，渗水不多，灼热和瘙痒阵作。2日来脸面、前胸亦起皮疹，大片潮红，心烦口渴，胃纳欠佳，大便干结，小便黄赤。无服药史。

检查：脸面、前胸、四肢屈侧、外阴等部位可见大片红斑和丘疱疹，稍有渗出。

脉象细数，舌红，苔净。

中医诊断：粟疮。

西医诊断：湿疹样皮炎。

证属：心火内炽，血热生风。

初诊服龙胆泻肝汤3剂。

二诊：（4月18日）症情不减，前胸、后背、脸面均见红色粟粒疹。上方加丹皮9克，赤芍9克，2剂，水煎服。

三诊：（4月20日）仍见新发之斑丘疹，脉细滑，舌红苔黄。改拟凉血清热，解毒止痒之剂。

生地30克　丹皮9克　赤芍9克　知母9克　生石膏30克　竹叶9克　川连3克　木通4.5克　赤苓12克　银花12克　连翘9克　苦参9克　白鲜皮9克　地肤子9克　服6剂。

四诊：（5月3日）皮疹大部消退而呈黯红色，干燥发痒，大便秘结。证属热伤营血，肤失血养。改拟养血润肤止痒。

生熟地各9克　何首乌9克　丹参9克　麻仁9克　白蒺藜9克　忍冬藤12克　二妙丸9克（包）　生甘草6克

苦参9克　地肤子9克　白鲜皮9克　水煎服。

服药10剂后皮肤瘙痒已轻，予以大枫子油外搽，继服前方5剂。12月份追踪，称药后即愈，未再复发。

本例湿疹样皮炎，中医名为粟疮，身起大片粟粒样皮疹，瘙痒无度。初治药未对症，症情加重。后经审证求因，根据《内经》"诸痛痒疮，皆属于心"，心主火，心主血脉，由于心火内炽，产生血热，故身起红粟；复因血热生风，风动则痒。并见心烦口渴，大便干秘，小便黄赤，一派血热现象。认证明确后，改用生地、丹皮、赤芍，以凉血；知母、生石膏、连翘，清肌热；川连、竹叶，以清心火；佐以赤苓、木通、苦参、白鲜皮、地肤子除湿止痒。服4剂后，皮疹大部消退，尚见皮肤干燥作痒，加用养血润燥药以收功。本例始终未用风药，防其风火相煽加重病势。

自家过敏性皮炎（1例）

丁某，男，38岁，简易病历，初诊日期1972年8月21日。

主诉：左臂瘙痒、糜烂、流水、蜕皮已1月余。

现病史：1月前患者因骑自行车摔倒后擦破左臂肘部皮肤，骤感局部皮肤瘙痒，日见加重，延及整个上臂，脂水淋漓，5～6天后全身播散，于双耳躯干等处均见发疹。患者经常出差在外，常吃羊肉、鱼、虾等发物。左小腿部患慢性湿疹已18年。胃纳欠佳，大便干，尿黄。

检查：左上肢除手掌、手背外，大部分皮肤湿烂，大量渗出，呈黯红色，边缘可见密集的水疱和丘疱疹，结有浆痂。躯干及双耳部可见散在红色小丘疹或丘疱疹，左小腿可见一片约银币大之慢性浸润性损害。

脉弦滑，舌质红，苔薄白。

中医诊断：湿毒疮。

西医诊断：自家过敏性皮炎。

证属：脾湿心火，湿热浸淫。

治则：利湿清热。

方药：生地30克　龙胆草9克　黄芩9克　木通6克公英15克　银花12克　茯苓皮9克　六一散9克（包）　生大黄6克（后下）　3剂水煎服。

外用生地榆30克，马齿苋30克，水煎后作凉湿敷。

二诊：（8月24日）渗出渐少，尚见焮肿。上方加丹皮9克、赤芍9克、泽泻9克，凉血除湿。4剂外用同前。

三诊：（8月28日）昨日中午吃了一碗虾米鸡蛋汤后，渗出又见增多，皮损已扩展到肩部，腘窝部均起散在小片集簇的丘疱疹，胃纳欠佳。宗上方去龙胆草，佐以苍术9克、陈皮6克、川朴6克、黄柏6克，健脾理湿，5剂，水煎服。外用同前。

四诊：（9月2日）左臂皮损已呈局限，渗出明显减少，糜烂处呈鲜红色，大部已有上皮生长，他处皮损大致消退。胃纳转馨，睡眠欠佳，大便不畅。

拟方：生地30克　丹皮9克　赤芍9克　赤苓9克泽泻9克　苍术9克　黄柏6克　车前子9克（包）　六一散9克（包）　公英15克　银花12克　生大黄6克（后下）　5剂水煎服。

五诊：（9月7日）左臂皮损基本消退，昨晚睡梦中又搔破流水。前方去银花，加白鲜皮9克，地肤子9克。

六诊：（9 月 12 日）左前臂中部有时尚痒，他处皮肤均已光滑。前方佐以当归 9 克、蜂房 9 克、蝉衣 6 克，养血消风。服 5 剂而痊愈。

本例患者原有慢性湿疹史，这次左臂擦伤后，继起大片皮损糜烂，大量渗水，淋漓不止，并见全身起散在小片集簇的丘疱疹。中医认证为湿热俱盛，重用利湿清热凉血之剂，并外用湿敷法，渗出已见控制；但又因吃了虾米鸡蛋汤，渗水复见增多，皮损范围扩散，而且胃纳欠佳，在前方基础上加用健脾理湿之品，病情很快控制。对此等症，中医强调忌口，禁食鱼虾海味、五辛发物，不谓无因。

附一：湿疹论治

中医对湿疹的命名，大致可分为局限和泛发两大类。例如泛发全身，浸淫遍体，渗水极多者名"浸淫疮"；周身遍起红粟，瘙痒极甚为"粟疮"；抓之出血者名"血风疮"；若局限于一处，称为"湿毒疮"。由于发病部位不同，又有不同名称：如发于耳廓者称"旋耳疮"；发于手背者称"瘑疮"；发于小腿者称"湿臁疮"；发于阴囊部称"肾囊风"或"胞漏疮"；发于脸部之脂溢性湿疹称"面游风"等等。此外婴幼儿湿疹称"胎癥疮"、"奶癣"等。

湿疹的病因以内因为主，不外湿、热、风三者。

1. 湿　脾主湿，脾失健运，饮食失宜，湿从内生。如多饮茶酒而生茶湿、酒湿，多餐鱼腥、海味、五辛发物而生湿热，多吃生冷水果则损伤脾阳而水湿内生。

2. 热　心主火，心主血脉，凡心绪烦扰，神志不宁，心经有火，血热内生。青年人血气方盛，婴儿胎中遗热，都是血热的由来。脾湿血热，湿热相结，浸淫肌肤而成疮。

3. 风　或因流水日久，伤阴耗血；或因湿热内蕴，复受外风；或因过食辛辣香燥之物，而使血燥生风。

〔辨证论治〕

临床上有内治、外治两方面，常见的可分下述几型：

1. 湿热型　由于血热脾湿，浸淫肌肤。多见于急性湿疹、脂溢性湿疹以及慢性湿疹急性发作期，具有下述各症者：皮肤起红斑水疱，瘙痒极甚，黄水淋漓，味腥而粘，或结黄痂、糜烂、蜕皮。大便干，小便黄赤，舌红苔黄或腻，脉濡滑。治宜利湿清热，以龙胆泻肝汤加减。方用：

生地30克　丹皮9克　赤芍9克　龙胆草9克　黄芩9克　黑山栀9克　茯苓皮9克　泽泻9克　木通6克　车前子9克（包）　六一散9克（包）

如因搔抓感染起脓疱时，加蒲公英12克，银花9克，连翘9克。如发于下肢的湿疹，亦可用萆薢渗湿汤（31）。

2. 脾湿型　由于脾运失健，湿从内生，浸淫成疮。多见于亚急性湿疹或泛发性湿疹，具有下述各症者：皮肤起水窠，色黯淡不红，瘙痒出水。或有胃脘疼，饮食不多，面色萎黄，腿脚浮肿，大便溏，尿微黄等。舌淡，苔白或腻，脉缓。治宜健脾除湿。以除湿胃苓汤加减，方用：

苍术9克　陈皮9克　川朴9克　猪茯苓各9克　泽泻9克　六一散9克（包）　白鲜皮9克　地肤子9克

如胃纳不馨加藿香9克，佩兰9克，芳香化湿。

3. 血热型　由于内蕴湿热，外受于风，热重于湿。相当于丘疹性湿疹，具有下述症状者：遍身起红丘疹，瘙痒极甚，搔破出血。中医称粟疮或血风疮。脉弦滑，舌质红苔薄白。治宜凉血清热，祛风除湿。以凉血除湿汤加减。方用：

生地30克　丹皮9克　赤芍9克　豨莶草9克　海桐皮9克　苦参9克　白鲜皮9克　地肤子9克　六一散9克（包）。

4. 阴伤型　由于渗水日久，伤阴耗血，血燥生风。多见于亚急性、泛发性湿疹具有下述症状者：皮肤浸润，干燥脱屑，瘙痒剧烈，略见出水。舌红苔光，脉细弦滑。治宜：滋阴养血，除湿止痒。予滋阴除湿汤。方用：

生地30克　玄参9克　当归9克　丹参12克　茯苓9克泽泻9克　白鲜皮6克　蛇床子9克

病情减轻后，改服除湿丸（64）。朱老医生指出：滋阴除湿之法，看来似有矛盾，一般以为滋阴可能助湿，利湿可能伤阴。本方用于渗水日久伤阴耗血之证，生地、玄参、当归、丹参滋阴养血不致助湿，茯苓、泽泻除湿而不伤阴。用于反复不愈的湿疹及慢性阴囊湿疹，疗效较好。

外治法：

1. 溻渍法（相当于湿敷）　适用于急性渗水多者。用黄柏或马齿苋或生地榆，选用一种。每用30克煎水取汁，置于盆中，待凉，用纱布6～7层或小厚毛巾浸汁，稍拧，然后湿敷于皮损上，每5分钟重复一次，每次共20～30分钟，每日约3～5次。可达到收敛、清热、解毒作用。

2. 药膏（包括软膏或糊剂） 急性、亚急性期，渗水不多可用湿疹膏（98）、湿毒膏（97）、五石膏（101）、皮湿一膏（99）；慢性期，皮损肥厚浸润可用皮湿二膏（100）、薄肤膏（102）、利肤膏（106）、皮脂膏（105）、祛湿膏（108）；皲裂性湿疹，可用狼毒膏（104）。以上可选用一种，亦可几种交替使用。

3. 粉剂 适用于急性或亚急性期，一般用药粉加植物油（芝麻油或菜子油等）调成厚糊状，比药膏较薄，涂于皮损上，此剂型比药膏较易于渗透。常用的如青白散（129）、湿疹粉（130）。

4. 丘疹性湿疹 可用三石水（161）或九华粉洗剂（160）。

附二：婴儿湿疹论治

婴幼儿湿疹，中医称为胎癥。由于皮损形态有干、湿不同，又有湿癥和干癥之分，后者又称为奶癣。

异位性皮炎：如婴幼儿湿疹至儿童期仍断续发作，皮损渐限局手肘、腘窝，或足踝部，常对称性，中医称"四弯风"。

胎癥之症，中医认为由于母食五辛发物，遗热于胎儿所致。可分干、湿两型论治。

1. 湿癥 属于湿热型。多见于发育良好的肥胖小儿。症见：皮损潮红、糜烂、渗水、结痂，大便干，小便黄，舌红苔薄黄。治宜利湿清热。内服：牛黄清热散（成药）1瓶分2天或3天服，或用西黄化毒丹（80）。大便干，用二号化毒丹（79）。外用：渗水多时用湿敷法，可用湿疹粉（130）香油调搽，或湿疹膏（98）

外搽。

2. 干癥（奶癣）　属于脾虚型。多见于发育差的瘦弱小儿。症见：皮损为红斑、丘疹、鳞屑、渗水少，消化不良，大便溏，舌淡，苔薄白等。治宜健脾化湿。内服化湿汤。方用：苍术6克，陈皮4.5克，茯苓6克，泽泻6克，炒麦芽9克，六一散9克（包）。外用：紫草油（紫草9克，麻油150毫升熬枯去渣）。异位性皮炎皮损苔藓化者，可外用祛湿膏（108）。

〔防治〕　①忌用热水、肥皂洗澡。②乳母、患儿忌食鱼腥发物。③防止搔抓，把患儿两手包扎好或用超肘之小夹板绑好，防止患儿屈肘搔抓。头戴柔软布帽。④不要穿羊毛衣。

〔附录〕

一、225例各型湿疹证因论治探讨

我科在朱老医生指导下，于1963年至1965年期间，在门诊条件下，共观察治疗各型湿疹225例。对湿疹的病因证治，作了初步探讨。临床上按其皮损表现，结合全身证候、舌苔脉象，加以辨证论治。大致湿热型用龙胆泻肝汤（28），血热型以凉血除湿汤（30），脾湿型以除湿胃苓汤（29），风湿热型以凉血消风散（6）及胎热型（婴儿湿疹）以西黄化毒丹（80）为主。更按其风、湿、热三者，孰轻孰重，随证加减。如血热重者，重用生地、丹皮、赤芍、紫草凉血清热；湿热重者，重用龙胆草、黄芩、山栀苦寒清热；渗水多者，重用猪苓、茯苓、泽泻、车前子、六一散淡渗利湿；湿痒加苦参、白鲜皮、地肤子除湿止痒；风痒用当归、蒺藜、苍耳子、豨莶草等祛风止痒。外治法：渗水多时，主要以黄柏水作溻渍（湿敷）；外用药以五石膏

（101），慢性的以利肤膏（106）、祛湿膏（108）为主。

疗效统计：临床治愈 107 例，显效（皮损消退 80% 以上）65 例，进步 38 例，无效 15 例。

二、辨证治疗 145 例慢性阴囊湿疹疗效观察

慢性阴囊湿疹，属于中医所称肾囊风范畴，是一种较常见的皮肤病，在厂矿中尤为多见。由于病期长，瘙痒剧烈，严重影响患者劳动、工作和学习。皮科在朱老医生指导下从 1971 年底开始，对本病进行了防治研究工作，至 1974 年初为止，共治疗观察 145 例。根据中医辨证分型，分为四型：①阴伤型：阴囊皮损肥厚，干燥皲裂，瘙痒剧烈。②风湿型：阴囊皮损浸润黯黑，搔之稍见渗水。③阳虚型：阴囊潮湿发凉，汗出发痒。其中以阴伤型占多数，主要服滋阴除湿汤（3）或为便于服用制成除湿丸（64）。此外，风湿型服活血疏风方（33），阳虚型服温肾健脾方（32）。外用药以五倍子膏（103）为主。④湿热型：即急性发作的病例，同急性湿疹的处理。

治疗效果：治愈 74 例，显效（尚留小片皮损）49 例，进步 17 例，无效 5 例。在治愈 74 例中，经 2 年的追踪，仅有 9 例复发。

荨麻疹（12 例）

人工荨麻疹（4 例）

〔例一〕 董某，男，32 岁，简易病历，初诊日期：1970 年 9 月 10 日。

主诉：皮肤瘙痒，搔后起条痕，已半年有余。

现病史：半年来皮肤发热瘙痒，搔后立即呈条状隆起，尤以晚间为甚，稍有碰触，亦立刻发红隆起。

检查：背部作皮肤划痕试验（＋）。

脉弦滑带数，舌质红紫，苔净。

中医诊断：风瘾疹（血瘀型）。

西医诊断：人工荨麻疹。

证属：瘀滞阻络，血瘀生风。

治则：活血祛风。

方药：归尾9克　赤芍9克　桃仁9克　红花9克　荆芥9克　防风9克　蝉衣6克　丹皮9克　银花9克　五味子9克　生甘草6克　3剂，水煎服。

二诊：（9月14日）药后皮肤瘙痒已轻，搔痕已不明显。嘱继服前方加茜草9克，白蒺藜9克，3剂后治愈。

〔例二〕　余某，女，32岁，简易病历，初诊日期：1974年5月27日。

主诉：全身皮肤发痒，搔后随手起风团已半年。

现病史：半年来全身皮肤发痒，搔后随手起条索状风团，或散在小风团，曾服凉血清热方，诸症略减，但仍起。经血每月2行，量多，色红。

检查：皮肤划痕试验（＋），口舌糜烂。

脉细滑，舌尖红起刺，苔净。

中医诊断：风瘾疹（血热型）。

西医诊断：人工荨麻疹。

证属：心经有火，血热生风。

治则：凉血消风。

方药：生地30克　当归9克　白蒺藜9克　荆芥9克　知母9克　生石膏30克　紫草15克　赤芍9克　玄参9克

生甘草6克　4剂，水煎服。

二诊：（6月3日）药后瘙痒已轻，月经将临，宗前方佐以活血祛风。

方药：当归9克　丹皮9克　赤芍9克　荆防风各6克白蒺藜9克　蝉衣6克　甘草6克　紫草9克　桃仁9克红花9克　6剂。

三诊：（6月10日）风瘾疹已少起，瘙痒亦减，经已来潮，未感腹疼，仍服前方5剂。

1975年4月底追踪复信：称前证已不起，近因服内科药，偶而皮肤略痒，自服前方有效。

〔例三〕　张某，女，17岁，简易病历，初诊日期：1975年8月23日。

主诉：皮肤瘙痒，搔后条索状隆起已1年多。

现病史：1年多来，全身皮肤瘙痒，搔后即起成片风团或隆起呈条索状，尤以晚间受热时为甚，曾服抗过敏药及中药多剂，未见效果。

检查：遍体搔痕累累，皮肤划痕试验（＋）。

脉沉细弦，舌质红，苔薄黄。

中医诊断：风瘾疹（风热型）。

西医诊断：人工荨麻疹。

证属：风邪久郁，未经发泄。

治则：搜风清热。

方剂：乌蛇驱风汤。

方药：乌蛇9克　荆芥9克　防风9克　蝉衣6克　羌活9克　白芷6克　黄芩9克　马尾连9克　银花9克　连翘9克　生甘草6克　3剂，水煎服。

二诊：（8月30日）称服药后皮肤痒已减轻，搔后风团亦少起。嘱继服原方6剂。

三诊：（9月9日）共服药九剂，皮肤已不痒，风团、划痕亦完全不起。

〔例四〕 李某，男，34岁，简易病历，初诊日期：1974年6月13日。

主诉：皮肤发痒，搔后起风团已年余。

现病史：近1年以来每日晚间，初发皮肤淫淫作痒，搔后皮肤即起条条风团，瘙痒无度，发无虚夕，发时心烦难受。

脉弦细，舌尖红，苔净。

中医诊断：风瘾疹（血热型）。

西医诊断：皮肤划痕症。

证属：心经有火，血热生风。

治则：凉血消风。

方药：生地30克 紫草15克 当归9克 荆芥9克 防风6克 白蒺藜9克 桃仁9克 知母9克 生石膏30克 蝉衣6克 生甘草6克 6剂，水煎服。

二诊：（6月19日）药后皮肤瘙痒明显减轻，尚起瘾疹。舌质红，脉弦细。仍宗凉血清热、消风止痒之法。

方用：生地30克 丹皮9克 紫草15克 赤芍9克 知母9克 生石膏30克 生甘草6克 银花9克 连翘9克 蝉衣4.5克 荆芥9克 6剂，水煎服。

三诊：（6月26日）皮肤略有发痒，搔后瘾疹几近不起。舌质紫，苔净，脉沉细弦，仍宗前方，继服10剂。

10个月后追踪，荨麻疹已愈，未见再发。

人工荨麻疹，又称划痕症，中医称风瘾疹。上举四例，病程都在半年至1年以上，顽固难愈。根据中医辨证，其病因病机，各有不同。例一舌质紫红，有血瘀之证，故用活血祛风之法。例二、例四根据其舌尖红起刺，口舌糜烂，有心火之象；例二，月经1月2行，亦为血热之证。两例均先以凉血消风，后佐用活血祛风之剂而获效。例三脉象沉弦细，舌红苔薄黄，证属风邪久郁，未经发泄，故以搜风清热而得治。说明同一病证，而治法不同，只要辨证明确，按证投药，症虽顽固，就不难迎刃而解、短期获愈。

急性荨麻疹、过敏性紫癜（1例）

〔例五〕 何某，男，40，病历号196734，初诊日期：1967年5月18日。

主诉：全身出现风团1周，两小腿出现瘀斑5天。

现病史：1周来全身泛发风团，夜间尤甚，瘙痒无度，夜寐不安。近5日来两小腿伸侧出现紫红色瘀斑，无自觉症状，小腿部浮肿，伴有恶心呕吐。称1957年亦有类似之发作，曾注射维生素B_{12}、钙剂及内服酵母片、维生素C等，疗效不显。

检查：全身可见散在之风团，色红，两小腿伸侧可见密集之鲜红和黯红色瘀点，呈粟粒大小，高出于皮面。两踝部轻度浮肿。

脉弦滑，舌红，苔薄布。

中医诊断：风瘖瘤（血热型）。

西医诊断：①急性荨麻疹。②过敏性紫癜。

证属：风热伤营，血溢成斑。

治则：凉血、清热、消风。

方药：生地30克 丹参9克 赤芍9克 茜草9克 侧柏叶9克 黑山栀9克 大青叶9克 生石膏30克 荆

芥9克　防风9克　忍冬藤15克　4剂，水煎服。

二诊：（5月22日）药后紫癜已趋消退，风团亦不再起，予以前方去生石膏改生地15克，服3剂后即愈。

本例急性荨麻疹，伴发过敏性紫癜，由于风热伤营则血热，血热外溢则成斑，关键问题在于血热。治疗上应着重凉血清热，血热得清则斑自消，风块亦不起矣。

慢性荨麻疹（7例）

〔例六〕　张某，女，32岁，病历号174795，初诊日期：1967年2月17日。

主诉：全身反复起风团4年。

现病史：4年来反复起风团，几乎每天发作，尤以夜间为甚，温度转暖即发，洗冷水亦起，屡治无效。

予服用玉屏风散加桂枝汤固卫御风之法。

二诊：（2月23日）服前方6剂，风团发作加重，又值经血来潮，伴有恶心、畏寒。

脉细弦。舌质红，苔薄黄。

中医诊断：风瘖瘰（血热型）。

西医诊断：慢性荨麻疹。

证属：风热内郁，营卫不和。

治则：散风清热，凉血和营。

方剂：麻黄连翘赤小豆汤加味。

药用：炙麻黄9克　连翘9克　赤小豆9克　杏仁9克　生甘草9克　荆芥9克　防风9克　知母9克　生石膏30克　蝉衣6克　炙僵蚕9克　桑白皮9克　大力子9克　丹参9克　赤芍9克　每日1剂2次分服。

三诊：（3月8日）服前方4剂后，风团已少发，较前显见减轻。前方去知母、炙僵蚕，加忍冬藤9克。

四诊：（3 月 15 日）服药 5 剂后，风团已近不发，但又值经前，伴有头晕、恶心、神疲，改以平肝熄风法。

方用：当归 9 克　赤白芍各 9 克　制半夏 9 克　陈皮 6 克　炒竹茹 9 克　菊花 9 克　钩藤 12 克（后入）　丹参 9 克　煅牡蛎 9 克　白蒺藜 9 克

服药 5 剂后风团即停止发作。

本例慢性荨麻疹，病程缠绵 4 年，不论冷热均起，初诊时用固卫御风法不应。在认证上虽值经临时伴有恶心、畏寒现象，但舌质红，苔薄黄，脉弦细，尚属风热之证，治疗方剂，以麻黄连翘赤小豆汤加味，4 剂后即少发，再 5 剂后已几近不发；又值经前期而有头晕恶心，肝阳上旋之象，改用平肝熄风法，5 剂后风团即停止发作。4 年宿疾，不到半月而治愈。

〔例七〕 李某，男，成人，简易病历，初诊日期：1973 年 4 月 15 日。

主诉：全身出现鲜红大片风团 10 个月。

现病史：从 1972 年 6 月开始全身起大片风团，呈鲜红色，一般下午出现，晨起才消，发无虚夕。先后间断服中药消风清热、固卫御风、健脾除湿等方均未见效。发作与饮食无关，大便干，隔日一行。

检查：全身可见散在大块风团，呈鲜红色。

脉浮数，舌质红，苔薄黄。

中医诊断：风痞瘤。

西医诊断：慢性荨麻疹。

证属：风邪外客，郁久化热，风热相搏，发为痞瘤。

治则：搜风清热。

方药：乌蛇9克　蝉衣6克　马尾连9克　黄芩9克　银花9克　连翘9克　生甘草6克　羌活6克　荆芥9克　防风9克　白芷6克　大黄6克（后下）　5剂，水煎服。

二诊：（4月20日）药后开始加重，后即明显减轻。继服上方5剂。

三诊：（4月25日）药后偶起风团，患者因工作忙，服汤药有困难，要求服成药。予以小败毒膏5瓶，日服半瓶以巩固疗效。药后3年，不复再起。

本例风瘙痒先后10个月，虽方药遍尝，犹发无虚夕，谅以风邪久羁，郁而化热。改进搜风清热之剂——乌蛇、蝉衣、荆芥、羌活、白芷搜剔风邪从肌表而出，故初服时加重，佐以黄芩、黄连、银花、连翘、大黄、甘草通腑泄热，亦是表里双解之法。5剂后减轻，10剂后即不复再发。

〔例八〕　沈某，女，25岁，病历号60139，初诊日期：1963年7月12日。

主诉：全身泛发风团3年。

现病史：在1957年4月感全身发痒，搔后皮肤即呈条索状隆起，3天后才消失，以后每年发作1次，发作前未服过任何药物或特殊饮食。1960年初冬，骤然全身起风团，睡在被窝内即消退，起床即发，奇痒难忍。卧床2周逐渐痊愈。从1961年10月2日起，即每日全身泛发风团，连眼结膜、口腔、阴道均发。曾先后服中药30剂、抗过敏药物、自血疗法、针灸、钙剂等，疗效均不著。平时怕热，喜冷饮，容易出汗，汗出后及用冷、热水洗后均易起。与饮食关系不大。

检查：全身散在大小不等之风团，色红，皮肤划痕试验阴性。

脉弦滑，舌尖红，苔净。

中医诊断：风痞瘤。

西医诊断：慢性荨麻疹。

证属：血热内盛，肌热腠开，汗出当风，风邪外袭。

治则：凉血清热，消风固卫。

药用：丹皮9克　赤芍9克　蝉衣6克　制僵蚕9克　白蒺藜9克　防风9克　白术9克　黄芪9克　忍冬藤12克　木通3克　4剂，水煎服。

二诊：（7月16日）服药后已起不多，接服10剂后，风团即不再起。

1964年7月20日：事隔1年，因感冒咳嗽3月未愈，继发风团小片，形如麻豆。谅以肺主皮毛，卫气失固，外风又袭，先以宣肺化痰，佐以固卫却风。

药用：荆芥9克　蝉衣6克　大力子9克　杏仁9克　桔梗3克　前胡9克　黄芪6克　炒白术9克　防风9克　7剂。

三诊：（7月27日）药后咳嗽已轻，汗出着水，仍起风团。舌淡，苔薄白，脉沉细。改以固卫御风。

防风9克　黄芪9克　炒白术9克　桂枝6克　蝉衣6克　炙僵蚕9克　陈皮6克　茯苓9克　甘草6克

3剂后即未再起。

本例发病的规律是：起床即起风块，睡在被窝内即退，又汗出后即起，都表现有怕风现象。谅因卫外失固，汗出腠开，外风易袭所致。又以皮疹色红，舌尖红，渴喜热饮，里有血热之象，故以凉血清热，消风固卫，药后即不发。隔年又因感冒咳嗽后引起风块发作，则为肺失清肃，卫气失固。治则是先投肃肺化痰为主，后以固卫御风为主，10 剂后即治愈。

〔例九〕 张某，男，69 岁，简易病历，初诊日期：1972 年 11 月 3 日。

主诉：全身反复发作风团并打嚏已 5 年，今年每天出现风团已 4 月。

现病史：五年来全身反复出现风团，约 10 余日即愈。今年 7 月因吃豆角、桃子后又发风团，已历 4 月，经治未效。

检查：全身可见散在之风团，大小不等，融合成片，中间色白。

脉细滑，舌淡，苔净。

中医诊断：风瘖瘟。

西医诊断：慢性荨麻疹，过敏性鼻炎。

证属：肺气虚，卫外失固，外风易袭。

治则：益肺固卫，以御外风。

方药：黄芪 9 克　沙参 9 克　防风 9 克　白术 9 克　柴胡 6 克　陈皮 6 克　茯苓皮 9 克　地肤子 9 克　白鲜皮 9 克　大枣 5 个

嘱服 5 剂，药后即未起。

1973 年 9 月 4 日来诊（一诊）：称去年药后风团即未发作。今年自 7 月初开始打嚏、流涕，略有咳嗽，在感冒后又发生风瘖瘟，迄今未愈，服抗过敏药稍能控制，但仍复起。

脉弦滑，舌红，苔净。

证属：肺失清肃，外受于风。

治则：固卫御风，清肃肺金。

方药：沙参 9 克　防风 6 克　辛夷 3 克　黄芪 9 克　炒白术 9 克　桑白皮 6 克　枇杷叶 9 克　甘草 6 克　大枣 5 个

5剂，水煎服。

二诊：（9月10日）药后风痦瘤已少起，打嚏、流涕亦已减少。苔脉如前，仍宗前方出入。上方去枇杷叶、桑白皮，加五味子9克，柴胡6克，5剂，水煎服。

三诊：（9月15日）前证均已不起，略有咳嗽。上方去柴胡，加前胡9克。

四诊：（9月22日）前证均轻，仍有咳嗽，舌苔净，寸脉较有力。前方去辛夷，加桔梗3克，百合9克，大力子9克，以肃肺气，5剂后治愈。

1974年9月2日来诊，诉从今年8月份开始又起过敏性鼻炎，打嚏流涕，日趋加频。脉细弦滑，舌苔净。仍予益肺固卫之剂。

药用：沙参12克　黄芪9克　防风6克　辛夷6克　苍耳子9克　炒白术9克　五味子9克　桑白皮9克　甘草6克　大枣5个

5剂后即停止发作。

本例原有过敏性鼻炎，常秋凉发病，称吃豆角、桃子等物易引起，发时打嚏、流涕、咳嗽，同时起荨麻疹，已有多年历史。朱老医生认为：鼻为肺之窍，肺主皮毛，皮肤又为肺之外卫。由于肺气虚弱，卫外失固，腠理不密，风邪易袭，而致鼻炎及发风痦瘤。治疗上应着重补益肺气，以固外围。药用黄芪、防风、白术固卫益气；沙参、百合、五味子补益肺气；佐以苍耳子、辛夷清肺窍；桑白皮、枇杷叶、大力子、桔梗清肃肺金等加减治之。

〔例十〕　郝某，男，23岁，简易病历，初诊日期：1975年8月1日。

主诉：全身出现风团反复发作已10余年。

现病史：于 10 年前开始出现风团，每年发作 1 次，服药不久即愈。近年来发作频繁，每月 1 次，发时呕吐、腹痛、大便溏泄。自诉有十二指肠溃疡病，至今胃纳欠佳。

检查：全身可见散在风团，色较淡。

脉缓滑，舌淡，苔薄白。

中医诊断：风痦瘟（脾胃型）。

西医诊断：慢性荨麻疹（肠胃型）。

证属：脾胃湿胜，外受于风。

治则：健脾除湿，理气固表。

药用：苍术 9 克　陈皮 6 克　猪茯苓各 9 克　泽泻 9 克　木香 3 克　乌药 9 克　防风 9 克　羌活 9 克　黄芪 9 克　炒白术 9 克　5 剂。

3 月后来称：药后迄今前证未起。

本例为典型的肠胃型荨麻疹，中医则认为脾虚失运，湿从内生，卫气不固，风邪外受，故以健脾理湿，固表理气，服 5 剂即愈。

〔例十一〕 郭某，男，29 岁，病历号 188288，初诊日期：1967 年 5 月 15 日。

主诉：反复起风痦瘟 4 月余。

现病史：去冬开始，每逢寒冷刺激，即于颜面、四肢裸露部位起风疹块，近 4 个月来几乎每日发作，伴有关节酸楚不适。曾服抗过敏药物，注射钙剂，内服浮萍丸、紫云风丸、防风通圣丸及凉血消风等中药，均未奏效。

脉弦细，苔薄白。

中医诊断：风痦瘟（风寒型）。

西医诊断：冷激性荨麻疹。

证属：营卫不和，风寒外袭。

治则：调营固卫，祛风散寒。

方药：当归9克　丹参9克　赤芍9克　黄芪9克　防风9克　炒白术9克　麻黄9克　桂枝9克　蝉衣6克　羌活9克　甘草6克　水煎服每日1剂，2煎分服。

二诊：（5月19日）服前方4剂后，风痦瘤已少起，关节疼轻，脉舌同前。前方加生姜3片，水煎服。

三诊：（6月1日）服前方8剂，于手臂、头面露出部位，稍有冷热不调，仍起风团。前方赤芍改用白芍9克。服药4剂后，有明显好转，风团已基本不发。

四诊：（7月1日）于阴湿天气，两手腕处，尚起少数小片风团。原方去黄芪加荆芥9克、赤苓9克。服药5剂后，痊愈。

本例为冷激性荨麻疹，吹风着冷即起。中医认为由于营卫不和，风寒易袭，属于风寒型。以前所服药物，如浮萍丸、紫云风丸、防风通圣丸之类，治一般风热型风痦瘤较有效，而对此例，药未对症，因此无效。必须着重调营固卫，庶能奏效。

〔例十二〕　耿某，女，42岁，简易病历，初诊日期：1973年12月5日。

主诉：全身出现大片风团2月。

现病史：2月来全身经常出现大片风团，如碗口大，瘙痒无度，服药未效。

检查：全身可见散在大片风团，大者如碗口，颜色不红，以头面、四肢为多。

脉弦滑，舌淡，苔白腻。

中医诊断：风痦瘤（风湿型）。

西医诊断：慢性荨麻疹。

证属：风湿之气，蕴于皮腠。

治则：祛风除湿。

药用：荆芥9克　蝉衣6克　浮萍9克　苍术9克　陈皮9克　茯苓皮9克　赤芍9克　白鲜皮9克　地肤子9克

服药三剂后即不起风团。

1974年9月12日来诊：曾经吃了鱼腥发风动气之物，又起风块，焮红而痒。舌质红，苔薄黄腻，脉弦滑带数。

证属：风热袭于腠理，营卫不和（风热型）。

治则：疏风清热。

药用：荆防风各9克　浮萍9克　蝉衣6克　大青叶9克　当归9克　赤芍9克　黄芩9克　苍术9克

服药3剂后即减轻，继服3剂即痊愈。

本例2年内发作风瘩瘤前后两次。前一次，见大块风团，颜色不红，舌淡，苔白腻，脉弦滑，属于风湿型，故以祛风除湿，3剂即愈。后一次发作，风块焮红而痒，舌红，苔黄腻，脉弦滑带数，证属风热型，故以疏风清热，6剂后愈。中医着重辨证论治的特点，即在此。

附：荨麻疹论治

荨麻疹是一种症状，各种各样的病因均可导致荨麻疹。荨麻疹中医称风瘩瘤，俗称"鬼饭疙瘩"或"风疹块"。有些典籍如巢氏《诸病源候论》称"风瘙瘾轸"。朱老医生在多年积累治疗本病的经验中，初步探索到一些规律。认为风瘩瘤的成因，不仅仅是外因引起，有不少是由于内因产生的；有的内因、外因相互影响，不能截然分开。一般急性期，多见风热、风湿两型，投以疏风清热或祛风胜湿之法，易于收效。至于慢性荨麻疹，多顽固难愈，必须仔细审证求因，方能得治。如风邪久郁未经发泄，可重用搜风药驱风外出。又如卫气失固，遇风着冷即起，则宜固卫御风。又有既有内因，复感外风触发者，如饮食失宜，脾虚失运，复感外风，而致胃疼、呕吐、腹痛、便泄，应予温中健脾，理气止痛。此外又有内因血热、血瘀致病者：血热生风，亦不少见，常见皮肤灼热刺痒，搔后立即焮起条痕，所谓外风引动内风，必须着重凉血清热，以熄内风。血瘀之证，由于瘀血阻于经络肌腠之间，营卫不和，发为风疹块，应着重活血祛风，所谓"治风先治血，血行风自灭"。更有寒热错杂之证，又当寒热兼治。总之病情比较复杂，应当详究，审证求因，庶能得治。

〔辨证论治〕 临床上常见下述几型：

1. 风热型 一般见于急性荨麻疹，亦见于慢性者。由于风热外袭，客于肌腠，伤及营血。症见风疹发红，大片焮红，瘙痒不绝，重则面唇俱肿。汗出受热易起，或有咽干心烦。脉弦滑带数，舌红苔薄白或薄黄。治宜疏风清热，佐以凉血。以消风清热饮（8）或疏风清热饮（35）加减治之。又有风热之邪久郁，未经发泄，风疹发作一二年不愈，治宜搜风清热，以乌蛇驱风汤（15）治之。

2. 风寒型 相当于冷激性荨麻疹。由于卫外失固，风寒外袭，营卫不和。症见风疹块色淡红或苍白，受风着凉后，即于露出部位发病。脉紧或缓，舌淡苔薄白。治宜固卫和营，御风散寒，以固卫御风汤（10）加熟附子治之。

3. 风湿型 属于丘疹性荨麻疹一类，小儿患者较多见。由于脾运失健，外受风湿之邪，周身散发丘疹水疱或大疱，掀起红块，晚上痒重。治宜祛风胜湿汤（9）。脾虚失运加枳壳、白术。

4. **脾胃型**　相当于肠胃型荨麻疹。由于脾运失健，外受风寒。症见身发风块，胃纳不振，腹痛腹胀或恶心呕吐，大便溏泄。脉弦缓，苔白或腻。治宜健脾理气，祛风散寒。以健脾祛风汤（11）或搜风流气饮（37）加减治之。

5. **血热型**　多见于人工荨麻疹（皮肤划痕症），中医称为风瘾疹。由于心经有火，血热生风。一般身起风块较少，每到晚间皮肤先感灼热刺痒，搔后随手起红紫条块，越搔越多，发时心中烦躁不安。脉弦滑带数，舌红苔薄黄。治宜凉血清热，消风止痒。方用凉血消风散（6）加减。

6. **血瘀型**　由于瘀阻经隧，营卫之气不宣，风热或风寒相搏，症见：风疹块黯红，面色晦黯，口唇色紫，或风疹块见于腰围、表带压迫等处。脉细涩，舌质紫黯。治宜活血祛风汤（12）或通经逐瘀汤（39）加减。风热加银花、连翘，风寒加麻黄，桂枝。

药疹（8例）

猩红热样药疹等（5例）

〔例一〕　王某，女，22岁，简易病历，初诊日期：1970年3月2日。

主诉：因注射青霉素，头面、手臂突然红肿3天。

现病史：3天前因患急性扁桃体炎，在当地卫生院肌注青霉素 40 万单位，2 小时后脸面、双手背、前臂及阴部突然红肿，出现水疱。称以前曾注射过青霉素未有反应，因此此次未作皮试。发病后经用苯海拉明和静注葡萄糖酸钙，未能控制。

检查：脸面部灼热红肿，双目合缝，双手背及前臂下三分之一焮起浮肿，可见集簇之丘疱疹，阴部亦红肿，起小水疱，部分渗出。体温 38℃。

脉弦滑带数，舌质红，苔薄布。

中医诊断：风毒肿。

西医诊断：药物性皮炎。

证属：中药毒之气，发为风毒肿。

治则：凉营，清热，化毒。

方药：生地 30 克　丹皮 9 克　赤芍 9 克　银花 15 克　连翘 9 克　竹叶 9 克　木通 6 克　知母 9 克　生石膏 30 克　生甘草 9 克　3 剂，水煎服。

外用：生地榆 90 克，分成 3 份。每日用 1 份，水煎成 400 毫升。待凉后用干净小毛巾沾液，分别湿敷面部、手臂、阴部等处，每日做 4～5 次，每次湿敷 20～30 分钟。

二诊：（1970 年 3 月 5 日）3 日后复诊，脸面、手背红肿基本消退，阴部尚未完全消肿，略见渗水。嘱继服前方 3 剂，阴部继续湿敷。3 日后全部消退。

〔例二〕　李某，男，67 岁，简易病历，初诊日期：1974 年 6 月 26 日。

主诉：全身出现皮疹 2 天。

现病史：因患腹泻，于 5 天前口服痢特灵和复方穿心莲片，服药后 3 天，周身出现大片风团和红色粟粒样皮疹，瘙痒甚剧，烦躁不安。

检查：全身可见大小不等之风团，并见大片潮红麻疹样皮疹。

脉滑数，舌尖红，苔薄黄。

中医诊断：风毒肿。

西医诊断：药物性皮炎。

证属：内中药毒之气，热盛生风。

治则：凉血清热，解毒消肿。

方药：生地30克　丹皮9克　赤芍9克　知母9克生石膏30克　银花9克　连翘9克　竹叶9克　茯苓皮9克冬瓜皮9克　2剂。

二诊：（6月28日）药后上半身皮疹减轻，风团较前为少，皮疹颜色较前为淡，下半身皮疹未见变化，仍觉剧痒。脉细弦滑，苔薄黄腻。

上方去茯苓皮、冬瓜皮加白鲜皮9克、地肤子9克，3剂，水煎服。

三诊：（7月1日）皮疹已基本消退，稍痒，前方继续服2剂。

四诊：（7月3日）皮疹已全部消退。停药观察。

〔例三〕　袁某，女，60岁，病历号62391，初诊日期：1963年9月3日。

主诉：全身出现大片潮红皮疹3天。

现病史：3天来全身出现大片潮红水肿之皮疹，刺痒甚剧。谓以往左前臂疼痛时，服用安眠药鲁米那，即能止痛。于三天前又服前药，次日即发全身潮红、发热、瘙痒，口渴思饮，不思饮食，寤寐不安，二便如常，形寒微热，有时干呕头晕。

检查：全身可见散在弥漫性潮红如猩红热样皮疹，大部融合成片，明显灼热感。

脉细带数，舌红，苔薄白。

中医诊断：风毒肿。

西医诊断：药物性皮炎。

证属：内中药毒，热入营血。

治则：凉血，清热，解毒。

方药：生地30克　丹皮9克　赤芍9克　玄参9克 知母9克　生石膏30克　菊花9克　银花9克　连翘9克 竹叶9克　生甘草9克　3剂。

二诊（9月7日）药后复诊，红斑完全消退，尚觉轻度瘙痒。脉弦细，舌苔薄布，继予前方去知母、生石膏，2剂后治愈。

〔例四〕魏某，女，21岁，简易病历，初诊日期：1975年11月10日。

主诉：因患痢疾，服药后反复出现风团月余。

现病史：1月前因患急性痢疾，口服痢特灵后治愈。但于1周后全身泛发风团，瘙痒，每日起，至今不愈。曾服抗过敏药不见效。

检查：来诊时未见风团。

脉细弦滑，苔质红，苔薄白。

中医诊断：风癗疹。

西医诊断：药物性皮炎（荨麻疹型）。

证属：中药毒之气，血热生风。

治则：凉血消风，清热解毒。

方药：生地30克　丹皮9克　黄芩9克　银花9克 连翘9克　竹叶9克　蝉衣4.5克　赤芍9克　生甘草6克 水煎服。

二诊：（11月14日）服药3剂后，风团已少起，继服原方。

三诊：(11 月 18 日) 服药 3 剂后复诊，已不起风团，嘱继服 3 剂，巩固疗效。

〔例五〕 袁某，女，65 岁，简易病历，初诊日期：1975 年 9 月 13 日。

主诉：患者于 9 月 7 日患痢疾，即服痢特灵 2 片，2 日后又服 1 片，于前日下午曾肌注黄连素 1 支，昨日起背部及四肢出现大片潮红针尖大皮疹，并发气喘，晚间在某医院静脉点滴 5% 葡萄糖溶液加氢化可的松 100 毫克，输液 5 分钟后即感气喘加甚及憋气，停止输液，立刻输氧后，才逐渐缓解。

检查：自动体位，体温 39℃（腋下），脉搏 126 次/分钟，呼吸 28 次/分钟，全身可见潮红麻疹样皮疹，尤以胸背、四肢为多。

脉滑数，舌苔黄厚。

中医诊断：风毒肿。

西医诊断：药物性皮炎。

证属：内中药毒之气，风毒发肿。

治则：凉血清热，败毒消肿。

方药：生地 30 克　丹皮 9 克　赤芍 9 克　知母 9 克　生石膏 30 克　麻黄 3 克　杏仁 9 克（打）　马尾连 9 克　黄芩 9 克　银花 9 克　连翘 9 克　生甘草 6 克　2 剂，水煎服。

二诊：(9 月 15 日) 患者年老，未来复诊，家属代诉：药后全身皮疹大部已消，气喘较缓，咯痰不爽，难于着枕，体温 38℃ 左右。

治拟：清解余毒，化痰平喘。

药用：麻黄 6 克　杏仁 9 克（打）　生石膏 60 克　马尾连 9 克　黄芩 9 克　银花 9 克　连翘 9 克　郁金 9 克　桔梗 6

克　远志9克　茯苓9克　3剂。

三诊：（9月18日）皮疹已完全消退，气喘缓解，但咳嗽尚频（原有慢性气管炎）着重治咳化痰。

药用：麻黄3克　杏仁9克　黄芩9克　马尾连9克　薄荷6克（后下）　桑白皮9克　贝母粉6克（冲）　生石膏30克（先煎）　炒远志9克　百部9克　花粉9克　枇杷叶9克　3剂。

药后家属来诉：皮疹已消。后转内科治气管炎。

本例因服痢特灵引起的药物性皮炎，朱老医生认为系中药毒之气所致，来势较猛。治疗着重大剂凉血清热解毒，急解药毒，师清瘟败毒饮之意。方中犀角地黄汤（摒除用贵重药犀角）凉营清热；白虎汤中知母、生石膏以解肌热；舌苔黄厚用黄芩、马尾连除湿清热；用银花、连翘以化药毒；参用麻杏石甘汤，以清宣肺热，平喘止咳。服药2剂后，周身皮疹即见消退，药物性皮炎很快得以控制。一般用痢特灵引起的药物性皮炎（荨麻疹型），持续时间较长。本例因开始用氢化可的松静脉点滴有反应，单用中药治疗，2天后大部皮疹即见消退。

固定性药疹（2例）

〔例六〕　冯某，男，12岁，初诊日期：1975年11月22日。

主诉：服去痛片后，口周和手臂出现红斑、水疱3天。

现病史：5天前因腿痛，服去痛片（索密痛）后2天，口唇周围及前臂出现红斑、水疱，以前也发生同样情况两次，逐次加重，但未考虑到与服药有关。

检查：口唇周围、下颏、前臂远端、两手背，可见钱币大红斑皮疹，中心见有水疱，境界清晰，呈对称性。口腔粘膜糜烂。

脉细滑，舌质红苔剥。

中医诊断：中药毒。

西医诊断：固定性药疹。

证属：药热入于营血，化为风毒。

治则：凉营，清热，解毒。

方药：生地 30 克　丹皮 9 克　赤芍 9 克　银花叶 9 克　连翘 9 克　竹叶 9 克　知母 9 克　生石膏 30 克　生甘草 6 克　水煎服。

二诊：(11 月 24 日) 服药 2 剂后皮损显轻，红斑渐退，水疱干涸结痂。嘱继服前方 3 剂。

三诊：(11 月 27 日) 手背、前臂皮损已消，口唇周围皮损趋轻，留有色素沉着，仍服前方 3 剂后治愈。

〔例七〕　孟某，男，40 岁，简易病历，初诊日期：1974 年 11 月 7 日。

主诉：口服 APC 后，阴囊红肿，流水 3 天。

现病史：患者因感冒服 APC 1 片，1 天后阴囊突然红肿起水疱，瘙痒甚剧，破后结黑痂。既往服 APC 后无此反应。

检查：整个阴囊轻度红肿，有散在丘疱疹，稍有渗出，可见指甲大小黑痂 1 个，有红晕。

舌质紫黯，苔薄黄。

中医诊断：中药毒。

西医诊断：固定性药疹。

证属：火毒下注，热胜肉腐。

方药：生地 30 克　丹皮 9 克　赤芍 9 克　银花 9 克

130

连翘9克　竹叶9克　知母9克　生石膏30克　生甘草6克
3剂，水煎服。

外用：生地榆15克，马齿苋15克。每次煎水300毫
升，凉湿敷，每日敷4～5次，每次敷半小时。

二诊：（11月11日）阴囊红肿已轻，黑痂脱落，
见有银币大之溃疡面，无脓性分泌物，苔脉同前，继服
前方及湿敷3天。

三诊：（11月14日）阴囊红肿全消，只留小片溃
疡，较前缩小。仍服前方去知母、生石膏，加当归9克、
玄参9克、桃仁9克，6剂，水煎服。

四诊：（11月25日）溃疡面又缩小，外用桃花丹
（147），外盖玉红膏（123）纱条，内服八珍丸日服1
丸，10天后收口痊愈。

剥脱性皮炎（1例）

〔例八〕　宁某，男性，61岁，初诊日期：1970年
10月5日。

主诉：打针后全身皮肤潮红，脱屑已半月。

现病史：半月前因全身皮肤瘙痒而到某公社医院治
疗，肌注卡古地钠注射液2针。2天后全身皮肤弥漫潮
红，起红色粟粒疹，随之皮肤如麸皮样脱落，手足部皮
肤成片脱落如脱掉手套、袜子一样。经服激素后，病情
有所控制。

检查：面部、躯干、四肢皮肤弥漫性潮红轻度脱
屑，手足部仍可见未完全脱落之厚皮，口干思饮。

脉细滑带数，舌质红，苔光剥。

中医诊断：中药毒。

西医诊断：剥脱性皮炎。

证属：毒热入营，伤阴耗液，肤失所养，致使肌肤甲错，层层剥落。

治则：大剂滋阴增液，清营解毒。

方用：生地 30 克　玄参 15 克　金石斛 12 克（先煎）炙龟甲 12 克　炙鳖甲 12 克　丹皮 9 克　地骨皮 9 克　茯苓皮 9 克　银花 15 克　生甘草 6 克　水煎服。

二诊：（10 月 11 日）服前方 5 剂后，皮肤潮红明显减轻，脱屑亦少，瘙痒程度见缓，饮水渐少，脉细弦，舌苔渐润。宗前法增减，佐以养血熄风止痒之剂。方拟：

生地 30 克　玄参 12 克　麦冬 9 克　炙鳖甲 12 克　丹参 15 克　丹皮 9 克　茯苓皮 9 克　白鲜皮 9 克　煅牡蛎 15 克　珍珠母 15 克　生甘草 6 克　水煎服。

三诊：（10 月 16 日）服前方 5 剂后，皮肤潮红脱屑已不显，略有瘙痒，舌苔薄润，脉细弦滑。法拟滋阴熄风，养血润肤。

方用：生熟地各 15 克　白芍 9 克　丹参 12 克　炙鳖甲 12 克　茯苓皮 9 克　煅牡蛎 15 克　麻仁 9 克　生甘草 6 克　水煎服 5 剂后，皮损全消而愈。

本例因肌注卡古地钠后引起剥脱性皮炎，中医认为内中药毒，毒热入于营血。症见皮肤潮红，又因阴液大伤，肤失所养，而见大片皮肤层层剥落，口干引饮，舌红光剥。故进大剂滋阴增液如生地、玄参、麦冬、石斛、龟甲、鳖甲之品以润其肤；丹皮、地骨皮、茯苓皮以皮行皮；银花、甘草解其药毒。药后潮红、脱屑减轻，尚感瘙痒，加以生牡蛎、珍珠母熄风止痒；最后皮肤已趋正常，仍有干燥发痒之感，加以熟地、白芍、丹参、麻仁等养血润燥之剂而获愈。

过敏性皮炎（1例）

〔**例九**〕 陈某，女，59岁，简易病历，初诊日期：1972年12月27日。

主诉：脸面突然出现红肿流水3天。

现病史：3天来脸面突然红肿，尤以双眼睑、鼻部为明显，焮红灼热，发痒流水，结痂。未接触特殊物品，患者因高血压（血压为200/90毫米汞柱），一直服降压药（药名不详），大便干，尿略黄。

检查：脸面红肿以眼睑、鼻部明显，大片红斑上可见密集之丘疱疹，部分渗出、糜烂、结黄痂，双手和前臂亦呈较轻之类似损害。

舌苔黄腻，脉细滑。

中医诊断：面游风毒。

西医诊断：过敏性皮炎。

证属：湿热上壅。

治则：清热解毒，凉营利湿。

方药：生地30克 丹皮9克 赤芍9克 黄芩9克 公英9克 赤苓9克 泽泻9克 车前子9克（包） 木通6克 六一散9克（包） 大黄6克（后下）

外用：生地榆30克，水煎湿敷，每日4～5次，每次敷半小时。

先后服药10剂，红肿逐渐消退而愈。

二诊（1973年6月29日）：3天前因吃鱼块后脸面又红肿，未见渗出，大便秘结。脉弦细，舌红，苔薄黄。

证属：脾蕴湿热，化为火毒。

治则：凉营、清热、泻火。

方用：生地 30 克　丹皮 9 克　赤芍 9 克　知母 9 克　生石膏 30 克　竹叶 9 克　银花 9 克　连翘 9 克　生甘草 9 克　大黄 9 克（后下）

6 剂后消退。

1974 年 8 月 22 日，第 3 次发作。原因不明，昨日脸面又突然红肿，大量丘疱疹发痒。嘱服前方加白鲜皮 9 克，服 6 剂后全部消退。1975 年 5 月追踪，谓迄今未再起。

附：药物性皮炎、接触性皮炎论治

一、药物性皮炎

凡经内服、注射、外用、滴入、插入等途径给药后引起的皮肤炎症反应，皆为药物性皮炎。中医称为"风毒肿"，因其来势暴速，如风暴之突然而起，或外受风毒而肿而得名。《巢氏病源》早有类似本病的记载，如说"风毒肿者，其先赤痛飙（注：暴风）热，肿上生瘭浆（注：水疱渗出），如火灼是也。"又本书有"石火丹"的记载，则与西医学之固定性药疹相类似。

一般因内服药引起的不良反应，中医称为中药毒，药毒可能包括因服药物过量而引起中毒性反应，如《巢氏病源》中有《解诸药毒候》、《解诸毒候》，唐·孙思邈《千金方》中有《解百药毒篇》等皆是。

由于人禀性不耐，内服或外涂某些药物，中其药毒，毒入营血，外走肌腠，内传于脏腑而发病，本病多发于面部，故有面游风毒之称。如《疡医准绳》说：

"面游风毒，……此积热在内，或多食辛辣厚味（指食物过敏）或服金石刚剂太过（指服矿物药引起过敏）以致热壅上焦，气血沸腾而作……"

根据长期、大量的临床实践观察，中草药引起的药物性皮炎较之化学合成的药物远为少见。中草药多为自然界动、植、矿物，临床上应用之方剂除一部分为单方、验方外，大部分为复方，故很少引起皮炎。可见到的因中药引起的药物性皮炎，多为在成药中配有汞剂（如红粉、轻粉、朱砂）及砒剂（如雄黄、信石）等成分。

朱老医生认为：药物性皮炎可按血热型、毒热型、阴伤型进行辨证论治。

1. 血热型　多见于药物性皮炎轻症，如麻疹样或猩红热样皮疹、荨麻疹等。症见：舌红，苔薄黄，脉细滑带数。治宜凉血清热解毒。方用皮炎汤（经验方）。

药用：生地30克　丹皮9克　赤芍9克　知母9克　生石膏30克　竹叶9克　银花9克　连翘9克　生甘草6克　水煎服。

2. 毒热型　多见于药物性皮炎重证，如剥脱性皮炎、大疱性表皮坏死性松解症等。症见：高热，头痛，恶心，烦躁，舌红，苔黄燥，脉数。治宜清营败毒。以清瘟败毒饮加减。

方用：广犀角末3克（冲）　鲜生地30克　丹皮9克赤芍9克　川连6克　黄芩9克　知母9克　生石膏30克竹叶9克　银花30克　连翘9克　生甘草6克。

3. 阴伤型　多见于剥脱性皮炎。由于起大疱，大量渗液，层层脱皮，热伤阴液。症见：口干，舌绛光剥，脉细数。治宜滋阴增液，清热解毒。方用增液解毒汤（经验方）加减。

药用：生地30克　丹参15克　赤芍15克　玄参12克 麦冬9克　沙参12克　石斛12克（先煎）　花粉9克　银花 15克　连翘9克　生甘草6克

外治法：发生水疱，疱破后糜烂渗液，每日用生地 榆30～60克，煎水300～500毫升待凉，用纱布叠成5～6 层，沾上液湿敷患处，一次敷20～30分钟，日敷4～5 次，连续敷2～3天，可使渗液减少，糜烂平复，红肿 消退。

如皮损呈弥漫潮红之麻疹样或猩红热样损害，或见 荨麻疹样皮疹，瘙痒剧，可外用三石水（161），或九 华粉洗剂（160），如见渗液不多之皮损亦可外用五石 膏（101）。总之外用药，力求药味简单易行，防止交 叉过敏。

二、接触性皮炎

系指外界的各种刺激因子，接触皮肤后而发生的一 种过敏反应。中医古代典籍中有类似接触性皮炎的记 载，如《巢氏病源·卷五十》说："人无问男女大小， 有禀性不耐漆者，见漆及新漆器，便着漆毒，令头面身 体肿，起隐胗色赤，生疮痒痛是也。"

这里指出人体的素质禀性对漆过敏（不耐），所以 接触漆及其制品后引起漆性皮炎，中医称漆疮。认为人 的皮毛腠理不密，感受外界辛热毒气而成。现在因各种 接触物如外用药膏以及接触染料、塑料制品等，都可引 起接触性皮炎，中医统称风毒。亦可按上述分型，辨证 施治。

朱老医生指出中医所称"风毒肿"，不仅限于上述的药物性皮炎及接触性皮炎，还包括植物-日光性皮炎在内。在北方可因吃灰菜（藜），在南方可因吃红花草（紫云英）引起，此外亦有人因吃野苋菜、马齿苋、芥菜等引起。由于多食发风动气之物，脾胃运化失健，湿热内生，复因外受风热日晒，风湿热蕴于肌腠，化火化毒，突然发病。

朱老医生经验，治此病忌用辛温散风之药，防其风助火势，肿势更厉。在临床上此种病例不少碰到，一般都不配合激素治疗，单用经验方"皮炎汤"施治。如上述所举病例，主要以皮炎汤略加增减，很快取得疗效。阴茎、阴囊有皮损者，可从导赤散意，加用木通一味。湿热现象明显的，可随证加用黄芩、赤苓、泽泻等药。

泛发性神经性皮炎（4例）

〔例一〕 杜某，女，39岁，工人，病历号217683。初诊日期：1967年8月24日。

主诉：全身泛发皮癣2年。

现病史：2年来先后于颈后、两肘伸侧、下肢等处起成片皮癣，瘙痒无度，昼轻暮重，难于入眠，屡治无效。

皮肤检查：颈后、双肘伸侧、胸前、下肢等处，有较为对称成片轻度苔藓化皮损，呈淡红色，搔痕累累，结有血痂，稍见溢水。

脉弦细，苔黄腻。

西医诊断：泛发性神经性皮炎。

中医诊断：风癣。

证属：血热内盛，风胜化燥。

治则：凉血清热，消风止痒。

方剂：皮癣汤（经验方）加减。

药用：生地 15 克　丹参 9 克　赤芍 9 克　荆芥 9 克　防风 6 克　茜草 9 克　马尾连 9 克　黄芩 9 克　苦参 9 克　苍耳子 9 克　白鲜皮 9 克　地肤子 9 克　水煎服，每日 1 剂，2 次分服。

二诊（8 月 31 日）服前方 7 剂后，大部分皮损显著变薄，略见脱屑，痒减。继以前方加红花 9 克，以活血消风。服药 10 剂后，病情略见起伏，此后断续治疗约 2 个月，在前方中加熟地 12 克，何首乌 9 克，以养血润燥、消风止痒，局部外搽苦参酒而治愈。

〔例二〕李某，女，27 岁，简易病历，初诊日期 1970 年 5 月 9 日。

主诉：全身泛发皮癣，痒甚 2 年。

现病史：2 年前先在项后长癣，继之两肘伸侧亦起皮癣，剧痒，曾用多种药物，均不见效。后来有人介绍用土方，其中有斑蝥等药，外用后，局部立即起疱、糜烂，同时前胸、腰腹、两侧腹股沟等处泛发皮癣，瘙痒更甚，再三求医，仍不见效。患者彻夜瘙痒，影响睡眠，精神萎靡，面色无华，大便干秘。

检查：后颈偏左侧有一片原发皮损约 8 厘米×10 厘米大小，肥厚浸润，呈慢性苔藓样损害，双肘伸侧各有一片手掌大的类似皮损。前胸两侧及腋下可见大片红色扁平丘疹。腰部、腹部两侧，腹股沟和大腿部，可见大片深褐色苔藓化损害，抓痕血痂累累。

脉弦细，舌质红，苔薄白。

西医诊断：泛发性神经性皮炎。

中医诊断：顽癣。

证属：风热郁久，伤血化燥。

治则：凉血清热，养血润燥。

药用：生熟地各 15 克　丹参 9 克　茜草 9 克　蛇床子 9 克　银花 9 克　苍耳子 9 克　苦参 9 克　白鲜皮 9 克　地肤子 9 克　麻仁 9 克　生甘草 6 克　5 剂水煎服。

外用皮癣膏（110）。

二诊：（5 月 14 日）药后瘙痒有所缓解，颈后皮损趋薄，前胸红色丘疹色渐淡，两腿皮损未见改变。苔脉同前，从前方增减。上方去茜草，加乌蛇 9 克、黄芩 9 克，5 剂水煎服。

三诊：（5 月 20 日）由于瘙痒减轻，已少搔抓，颈项及两腿皮损渐有减薄，前胸、腰腹部丘疹趋于消退。大便已通畅。改拟养血润燥，祛风止痒。方拟：

生熟地各 15 克　丹参 9 克　当归 9 克　红花 9 克　乌蛇 9 克　荆芥 9 克　赤芍 9 克　苦参 9 克　白鲜皮 9 克　地肤子 9 克　麻仁 9 克　枳壳 9 克　甘草 9 克　嘱服 7 剂。

颈部、腿部外用药同前。

四诊：（5 月 28 日）瘙痒显著减轻，前胸腹部皮损基本已消退，项后、腿部皮损亦已明显转轻，大便畅通。嘱服前方去乌蛇，又经 2 周后痊愈。

〔**例三**〕　樊某，男，61 岁，简易病历，初诊日期 1970 年 9 月 13 日。

主诉：周身瘙痒，泛发皮癣 1 年多。

现病史：去年 8 月在两腋下出现两片皮癣、瘙痒，用过各种癣药膏及慢性皮炎硬膏外贴不见好。因一次饮酒后引起剧痒，同时在前胸、腰腹、后背、两胳膊、两小腿部泛发大片焮红皮癣，瘙痒甚剧，彻夜不眠，曾多方治疗，未见效果，迄今已 1 年。皮肤变厚呈深褐色，瘙痒难忍，精神不振，纳食减少。

检查：从颈以下，胸、腹、后背、四肢可见大片慢性苔藓样损害，搔痕血痂累累。

脉弦细，舌质红，苔薄黄。

中医诊断：风癣。

西医诊断：泛发性神经性皮炎。

证属：风湿郁滞，日久化燥。

治则：搜风败毒，除湿止痒。

方药：乌蛇 9 克　蝉衣 6 克　当归 9 克　茜草 9 克　荆芥 9 克　防风 9 克　蛇床子 9 克　苍耳子 9 克　白鲜皮 9 克　地肤子 9 克　苦参 9 克　生甘草 6 克　7 剂，水煎服。

外用皮癣水（157）。

二诊：（1970 年 9 月 21 日）药后瘙痒显著减轻，皮损较前为薄，嘱继续服前方 7 剂，外用同前。

三诊：家属来代诉：周身皮损变薄色淡，瘙痒大轻。要求继服前方及外用药水。

嘱用原方 7～14 剂，仍外用皮癣水。

四诊：（10 月 25 日）服药将近 20 剂，原来皮损大部分已转薄，接近正常皮肤，痒已不甚，但这几天不明原因，在胸前腹部等处又出现新的红色丘疹，瘙痒，心中烦躁。

脉弦滑，舌质红，苔黄。

证属：心火血热，生风化燥。

治则：凉血清热，熄风止痒。

药用：生地 30 克　丹皮 9 克　赤芍 9 克　茜草 9 克　蝉衣 4.5 克　白鲜皮 9 克　银花 9 克　地肤子 9 克　生甘草 6 克　5 剂，水煎服。

五诊：（11 月 5 日）服 10 剂后减轻，新起皮损已消，偶感瘙痒。前方去茜草加苍耳子 9 克，嘱服 5 剂巩固疗效。

〔例四〕 张某，男，38 岁，简易病历，初诊日期 1975 年 2 月 17 日。

主诉：颈项长癣已 3～4 年。

现病史：3 年前颈后长一片皮癣，发痒，皮损越搔越厚。不久两臂肘伸侧亦起皮癣，曾涂多种药膏、贴膏，均不见效。晚上瘙痒剧烈，影响睡眠，半月前于前胸遍起红色皮损，瘙痒更甚。

检查：颈后偏左可见手掌大小境界清晰，浸润肥厚呈苔藓样皮损，双肘伸侧亦见类似皮损，前胸腋下可见散在之红色小丘疹。

脉弦滑，舌质红，苔薄白。

中医诊断：顽癣。

西医诊断：泛发性神经性皮炎。

证属：血热生风，日久化燥，肌肤失养。

治则：凉血清热，消风止痒。

方药：生地 30 克　当归 9 克　赤芍 9 克　黄芩 9 克白蒺藜 9 克　白鲜皮 9 克　地肤子 9 克　苦参 9 克　苍耳子 9 克　甘草 6 克　水煎服。

外用新五玉膏（109）。

二诊：（2 月 28 日）服药 6 剂后未见效果，仍然刺痒。改拟凉血清热，祛风除湿。方用：

生地 30 克　丹皮 9 克　赤芍 9 克　地肤子 9 克　白鲜皮 9 克　苍耳子 9 克　茜草 9 克　红花 9 克　服 6 剂。

外用薄肤膏（102）。

三诊：（3 月 17 日）药后稍能止痒，但效果不显，因将出差，改服活血消炎丸 10 包，日服 1 包。

四诊：（3 月 25 日）称仍痒不减轻，皮损亦无改变。改拟搜风清热法。药用：

乌蛇 9 克　马尾连 9 克　黄芩 9 克　羌活 6 克　蝉衣 6 克　银花 9 克　连翘 9 克　丹皮 9 克　荆芥 9 克　生甘草 6 克

服 6 剂。

五诊：（3 月 31 日）药后瘙痒明显减轻，前胸皮损逐渐趋退。前方继服 6 剂。

六诊：（4 月 8 日），前胸皮疹已退，项后及两肘皮损明显变薄，痒已不甚，仍服前方，6 剂后皮损全部消退。

附：神经性皮炎论治

神经性皮炎，中医列入癣门。由于它往往顽固难愈，故统称为"顽癣"。临床上由于皮损形态的不同又有牛皮癣（与银屑病有别）、风癣、刀癣等不同名称（见《医宗金鉴·外科心法要诀》）。此外如《巢氏病源》记载："摄领疮如癣之类，生于颈上，痒痛，衣领拂着即剧。"不但说明了项后为本病好发部位，而且指出发病与物理摩擦的关系。

本病以内因为主，由于心绪烦扰，七情内伤，内生心火而致。初起皮疹较红，瘙痒较剧，因心主血脉，心火亢盛，伏于营血，产生血热，血热生风，风盛则燥，属于血热风燥。病久，皮损肥厚，纹理粗重，呈苔藓化者，此因久病伤血，风盛则燥，属于血虚风燥。

临床分为限局性和泛发性两大类型。例如：牛皮癣，状如牛领之皮厚而坚；风癣，即年久不愈之顽癣也，搔则顽痹，不知痛痒；刀癣，轮廓全无，纵横无定，后者类似泛发性神经性皮炎。限局性以外治法为主，泛发者以内治法为主。

一、内 治 法

朱老医生认为可分三型论治。

1. 血热型　多见于初发不久泛发性皮损。由于心经有火，血热生风，风胜则痒。症见：成片红色小丘疹，痒甚，舌质红，苔薄白，脉弦滑。治宜凉血清热，消风止痒。方用皮癣汤（经验方）。

药用：生地30克　丹皮9克　赤芍9克　苍耳子9克白鲜皮9克　苦参9克　地肤子9克　黄芩9克　生甘草9克

2. 风燥型　多见于日久泛发性皮损。由于日久风燥伤血，肌肤失养。症见：瘙痒无度，皮肤浸润肥厚，呈苔藓化，舌淡苔净，脉细滑。治宜养血润燥，消风止痒。以风癣汤（经验方）治之。

药用：熟地12克　当归9克　白芍9克　丹皮9克红花9克　荆芥9克　苦参9克　白蒺藜9克　苍耳子9克白鲜皮9克

3. 风盛型　多见于弥漫性皮肤浸润肥厚的皮损。证属：风邪郁久，未经发散，蕴伏肌腠。症见：几年至几十年顽固之症，周身剧痒，状如牛领之皮，脉弦，舌质红，苔黄。治宜搜风清热，以乌蛇驱风汤。

药用：乌蛇9克　蝉衣6克　荆芥9克　防风9克　羌活9克　白芷6克　川连9克　黄芩9克　银花12克　生甘草6克

二、外 治 法

治疗原则：限局性或泛发性皮疹较红之初发损害宜

以内服药为主，外用较为缓和药物。慢性限局性皮损肥厚苔藓化者，宜采用刺激性较强的外用药物。

1. 药膏　初起较薄的皮损可外搽新五玉膏（109）；较厚皮损，可外搽皮癣膏（110）或薄肤膏（102）。

2. 药水　较薄的皮损可外搽普癣水（158）或斑蝥醋（156）；较厚的，可外用皮癣水（157）、羊蹄根酒（154）。以上可选用一种，或几种交替使用。

皮肤瘙痒症（5例）

〔例一〕　庞某，女，72岁，简易病历，初诊日期：1974年10月21日。

主诉：周身皮肤瘙痒已4个月。

现病史：4个月来全身皮肤瘙痒甚剧，尤以夜间加重，彻夜少眠。曾服凉血清热，祛风除湿之剂，未见减轻。大便干秘，5日1行。

检查：全身皮肤干燥松弛，可见搔痕，细薄鳞屑，血痂累累。

脉弦滑，舌质紫，苔光。

中医诊断：血风疮。

西医诊断：老年性皮肤瘙痒症。

证属：老年血虚阴伤，皮肤失养，风胜则燥，风动则痒。

治则：养血润燥，活血祛风。

药用：当归12克　白芍9克　熟地30克　玄参9克　麦冬9克　丹皮9克　红花9克　荆芥9克　白蒺藜9克　麻仁9克　甘草6克　　6剂，水煎服。

二诊：（10月31日）药后皮肤瘙痒明显好转，晚间已能入睡。脉弦，舌质紫红，苔净。

继服前方，6剂。

三诊：（11月16日）药后瘙痒曾已减轻，近日又较痒重，搔后并起小红疙瘩，大便又干。脉弦细，舌紫苔光，中心薄黄。宗前方出入。

方拟：当归12克　赤芍9克　桃仁9克　红花9克　玄参9克　荆芥9克　白蒺藜9克　丹皮9克　麻仁9克　甘草6克　服6剂。

四诊：（75年1月9日）皮肤瘙痒已轻，胸、腹、腰围、后背尚感刺痒。脉弦，舌光剥，中薄黄。

嘱继服10月21日初诊方，6剂。

1975年5月追踪回信，称病已痊愈。

〔例二〕　秘某，女，62岁，门诊病历，初诊日期：1974年2月4日。

主诉：上半身皮肤瘙痒5个月。

现病史：5个月来胸、背、上肢皮肤瘙痒颇剧，夜间尤甚，抓至出血仍不解痒，夜不能寐，胃纳呆滞，精神萎靡，二便如常。

检查：上肢及胸背部皮肤干燥，搔痕血痂累累，稍见溢水。

脉弦细，舌苔白腻。

中医诊断：血风疮。

西医诊断：皮肤瘙痒症。

证属：脾经蕴湿，外受于风。

治则：健脾除湿，疏风止痒。

药用：荆芥9克　防风6克　羌活6克　白芷6克　陈皮9克　茯苓皮9克　银花9克　甘草6克　水煎服。

二诊：（2月11日）服前方5剂后皮肤瘙痒明显减

轻，纳仍不馨，食后腹胀，脸面微肿。证属脾失健运，脾湿蕴滞。治拟健脾除湿为主。

苍术9克　陈皮9克　茯苓皮9克　泽泻9克　冬瓜皮9克　六一散9克（包）

三诊：（2月17日）服前方3剂后胃纳转馨，腹胀、脸肿均消，皮肤尚感微痒。治拟养血消风之法。

当归9克　丹参9克　荆芥6克　防风6克　陈皮9克茯苓皮9克　银花9克　甘草6克　3剂。

1975年追踪来信，称1年多来，皮肤瘙痒未见复发。

〔例三〕　张某，女，39岁，门诊病历，1975年2月28日初诊。

主诉：全身皮肤瘙痒1年多。

现病史：1年多来全身皮肤瘙痒，不论风吹，外受寒热，汗出见湿，均觉瘙痒无度，曾用中西药治疗，未见效果。大便有时稀薄，日1~2次。

皮肤检查：全身皮肤可见抓痕血痂累累，部分皮肤浸润和散在色素沉着斑，未见原发损害。

右脉弦，左脉弦细，舌质紫黯，苔净。

中医诊断：血风疮。

西医诊断：皮肤瘙痒症。

证属：血瘀生风，风动则痒。

治则：活血化瘀，消风止痒。

药用：归尾9克　赤芍9克　蝉衣4.5克　荆芥6克丹皮9克　桃仁9克　紫草9克　苦参9克　白蒺藜9克甘草6克　水煎服。

二诊：（3月7日）服前方7剂后皮肤瘙痒稍轻。脉小弦，舌质紫，苔薄布。宗前法加减。上方去苦参、桃仁加白鲜皮9克。

三诊：（3月14日）服上方7剂后，皮肤瘙痒逐渐减轻。诉头晕目弦，有高血压史，自觉无力，苔脉同前。上方加生龙牡各12克，苍耳子9克。

四诊：（4月11日）服上方7剂后，曾停药2周，下肢、臀部又感瘙痒。脉弦细，舌中剥。拟以上方去苍耳子加地肤子9克、牛膝9克。

五诊：（5月16日）服前方10剂后，因患肠炎改服他药，续诊时大便仍稀，关节附近皮肤尚痒，他处皮肤已恢复正常。改拟健脾除湿祛风法。

苍术9克　陈皮6克　茯苓9克　泽泻9克　荆芥9克羌活6克　白蒺藜9克　煅龙牡各9克

服7剂后来称，病已痊愈。

〔例四〕 张某，女，37岁，简易病历，初诊日期：1975年3月8日。

主诉：周身皮肤瘙痒已4年多。

现病史：从1970年冬季开始皮肤瘙痒，由两小腿渐至周身皮肤。初起口服抗过敏药尚能控制，以后服药亦不起作用，搔破皮肤犹不能解痒，甚至彻夜不寐，影响白天工作。

检查：皮肤干燥，搔痕累累，搔破处血迹斑剥，体无完肤。

脉弦细，舌苔薄白。

中医诊断：血风疮。

西医诊断：皮肤瘙痒症。

证属：风湿之气久羁，蕴滞肌腠之间。

治则：祛风除湿，清热止痒。

药用：荆芥9克　防风6克　羌活9克　白芷6克　陈

皮 9 克　茯苓皮 9 克　银花 9 克　生甘草 6 克　6 剂　水煎服。

二诊：（3 月 7 日）药后皮肤瘙痒转轻，夜能入睡。嘱服前方 6 剂。

三诊：（3 月 29 日）皮肤瘙痒继续趋轻，搔痕显少，适值月经来潮，量少、腹疼。宗前方加以调经活血之剂。

上方加当归 12 克，川芎 6 克，赤芍 9 克，6 剂，水煎服。

四诊：（4 月 3 日）皮肤偶感瘙痒，月经未净。脉弦细滑，舌质紫，苔薄净。

上方去川芎、当归，改归尾 9 克，服 6 剂。

五诊：（5 月 27 日）近两月来皮肤基本不痒，前日起吃了鱼腥发物，又感瘙痒。脉弦细，舌红，苔薄黄。证属蕴湿已化，风邪发泄未尽，又因饮食失宜而触发。改拟搜风止痒，清热败毒。

药用：乌蛇 9 克　羌活 9 克　荆芥 9 克　防风 6 克　白芷 6 克　马尾连 9 克　黄芩 9 克　银花 9 克　连翘 9 克　生甘草 6 克　6 剂。

六诊：（7 月 28 日）称上次药后，皮肤已不作痒，近日小腿尚感微痒，月经将临，为防微杜渐计，要求继服汤药。

拟方：乌蛇 9 克　羌活 9 克　荆芥 9 克　防风 6 克　蝉衣 6 克　当归 9 克　赤芍 9 克　白鲜皮 9 克　银花 9 克　甘草 6 克　6 剂。

2 月后追踪回信，皮肤已不瘙痒，临床治愈。

〔例五〕张某，女，32 岁，简易病历，初诊日期：1971 年 5 月 7 日。

主诉：阴部瘙痒 4 个月。

现病史：4个月来突感阴部瘙痒，白带不多，涂片检查未发现滴虫。晚间瘙痒加重，必须用热水烫后，稍能止痒。

检查：阴部未见原发皮损，可见搔痕和血痂。

脉细滑，舌质淡，无苔。

中医诊断：阴痒。

西医诊断：女阴瘙痒症。

证属：肝肾阴虚，风从内生。

治则：滋阴，熄风，止痒。

药用：生地30克　茯苓9克　泽泻9克　玄参9克白鲜皮9克　丹参9克　白蒺藜9克　生牡蛎15克　甘草6克　嘱服7剂。

外洗方：苦参30克　蛇床子15克　石榴皮15克　明矾9克　水煎洗，每日早晚各洗1次。

外用：黄柏9克　轻粉3克　冰片1.5克　研末，香油调搽。

二诊：（5月14日）1周后复诊，称发痒已轻，继用前方1周即完全不痒。

【按语】　朱老医生认为，风瘙痒总的原因不离乎风。风可分为外风、内风。外风可有风热、风湿。内风可有血热生风、血虚生风及血瘀生风。壮年多见血热生风，一般常见于夏季瘙痒症，老年多为血虚生风，尤以冬季瘙痒症为多见。

例一为老年性皮肤瘙痒症，年过七旬，血虚阴伤，肤失所养，风胜则燥，风动则痒。大便秘结，舌紫苔光，认证属血虚型，故治以养血熄风，滋阴润燥，后加活血去风而获效。例二同为年老患者，见舌苔白腻、纳呆神疲，认证为风湿型。初诊以祛风除湿而痒轻，二诊以健脾除湿而肿消腹胀除，三诊佐以养血祛风而竟功。例三舌质紫黯，脉象弦细，认证为血瘀型，治以活血祛风而见功，取"治风先治血，血行风自灭"之意。例四病延4年，认证为风重型，由于风湿久羁，留滞不去，初以祛风除湿而痒轻，后以搜风清热而获治。例五女阴瘙痒，阴部属肝肾两经循行之处，阴虚则肝失涵养而生内风，故以滋阴熄风而得治。

附：皮肤瘙痒症论治

一、内治法

皮肤无原发损害，但见瘙痒，称皮肤瘙痒症，中医名为风瘙痒（见《巢氏病源》）。常因搔破皮肤，血痕累累，又称血风疮。有的只局限于一处，如阴囊、女阴、肛门等处，又称阴痒。据朱老医生临床经验，大致可分下列诸型进行辨证论治：

1. 血热型　由于心经有火，血热生风。症见：皮肤瘙痒焮红，搔破呈条状血痕，受热易痒，或有口干、心烦。多为夏季发病。脉弦滑带数，舌绛或舌尖红，苔薄黄。治宜凉血清热，消风止痒。以止痒熄风汤加减。

方用：生地30克　丹皮9克　赤芍9克　丹参9克玄参9克　白鲜皮9克　煅龙牡各12克　白蒺藜9克　生甘草6克　水煎服。

2. 血虚型　多见于老年瘙痒证，秋冬易患。由于气血两虚，血不养肤，肝风内生，风胜则痒。症见：皮肤干燥，瘙痒血痕遍布，面色无华或见头晕、心慌、失眠。脉弦细，舌淡，苔净。治宜养血润燥，消风止痒。

方用当归饮子或养血润肤饮（62）加减。

药用：生熟地各12克 何首乌12克 当归9克 白芍9克 荆芥9克 白蒺藜9克 黄芪12克 麻仁9克 麦冬9克 甘草9克 水煎服。

失眠加酸枣仁12克 茯苓9克 合欢皮9克。

3. 风湿型 由于湿热内蕴，外受于风。症见皮肤瘙痒，搔后起水疱、丘疹或流水等湿疹样改变。脉弦滑，舌苔白腻或薄黄腻。治宜祛风胜湿，清热止痒。以局方消风散加减。

方用：荆芥9克 防风6克 羌活9克 蝉衣4.5克 陈皮6克 茯苓皮9克 白芷4.5克 枳壳9克 银花9克 甘草6克 水煎服。

4. 风重型 由于风邪郁久，化热化燥。症见：周身皮肤瘙痒，经年累月，皮肤肥厚苔藓化，顽固不愈。脉弦细，舌红苔薄黄。治宜搜风清热。以乌蛇驱风汤（15）治之。

二、外治法

1. 周身皮肤瘙痒，忌用热水及肥皂洗澡，痒时外擦苦参酒（159）或九华粉洗剂（160）、三石水（161）。

2. 皮肤干燥发痒，外用润肌膏（124）。

3. 阴囊瘙痒（肾囊风），内服滋阴除湿汤（3）加煅龙骨15克、煅牡蛎15克，外用豨莶草30克，苦参30克，地肤子15克，白鲜皮15克，水煎洗患处，每次15分钟，每日1～2次。

4. 女阴或肛门瘙痒，外用苦参30克，蛇床子15克，石榴皮15克，明矾15克，水煎洗患处每日1～2次。

肛门如有蛲虫，可用百部30克煎汤灌肠。

扁平苔藓（3例）

〔例一〕　周某，男，30岁，门诊病历：1973年1月26日初诊。

主诉：全身出现紫黯色小斑片，伴有深褐色色素沉着6年。

现病史：从1966年开始于背部出现两小片集簇之粟米大小之疙瘩，稍痒，抓后即呈深褐色色素沉着，逐渐扩大增多，继之颈部、前胸、腹部和股部亦出现类似之损害，晚上瘙痒明显，有时在睡梦中痒醒。病程慢性，此愈彼起，反复发作。

皮肤检查：颈、上臂、胸、背、腹和股部可见散在为黄豆大小之紫红斑，略见浸润，局部刺激后潮红较明显，可见散在之色素沉着斑，伴有轻度萎缩。口腔、双颊粘膜可见灰白色网状沟纹。

脉弦滑，舌质正常，苔薄白。

西医诊断：扁平苔藓。

证属：风湿热郁于肌腠、气滞血瘀。

治则：先以祛风、除湿、清热。

药用：乌蛇9克　羌活9克　白芷6克　荆芥9克　防风9克　蝉衣6克　马尾连9克　黄芩9克　银花9克　连翘9克　生甘草6克　7剂，每日1剂，水煎服。

二诊：（2月20日）皮肤斑驳，状似乌癞，已逐渐趋轻，自觉咽干口渴。舌质红，苔净。脉弦滑带数。拟用消风清热法。

药用：生地30克　当归9克　荆芥9克　防风9克

蝉衣6克　　乌蛇9克　　白蒺藜9克　　知母9克　　生石膏30克
苦参9克　　生甘草6克　　服10剂。

三诊：（3月5日）身上斑驳，色素逐渐趋淡，仍
见淡褐色色素沉着，口渴已解。宗前方去知母、生石
膏，加桃仁9克、红花9克，活血化瘀。

四诊：（3月13日）症情日趋好转，色素渐淡，略
有微痒。脉细滑，舌部尚留紫斑，治拟活血祛风。

药用：当归尾9克　　赤芍9克　　桃仁9克　　红花9克
乌蛇9克　　羌活6克　　荆芥9克　　防风9克　　白蒺藜9克
生甘草6克　　水煎服。

1975年3月26日追踪来院复查，称2年前，服药
后身上皮损消退，色素亦大部消失，已基本痊愈。今年
春稍起新的皮损，在肋间、腹部和后背均有三四小片呈
黯紫色斑片，约二分钱币大，舌苔薄黄，脉细滑。嘱继
续服前方。

〔例二〕　张某，女，30岁。门诊病历，初诊日期
1972年8月4日。

主诉：全身出现紫红色斑片，下腿出现水疱或血
疱，伴有瘙痒1年多。

现病史：从1971年4月开始，全身骤然出现紫红
色斑片，呈蚕豆大小，以两下肢为多。瘙痒较甚，部分
尚起水疱或血疱，日益增多。曾用氯喹及激素治疗，药
后明显减轻，但停药3天后又加重，故来我院门诊
治疗。

皮肤检查：全身可见散在之紫红色斑片，如蚕豆大
小，以两下肢为多。口腔颊粘膜和舌边亦见紫色损害。
病理检查诊断为扁平苔藓。

脉弦细，苔薄白。

西医诊断：扁平苔藓（急性泛发性）。

证属：风湿热郁于肌腠，气滞血瘀。

治则：先以祛风、除湿、清热。

药用：乌蛇9克　蝉衣6克　羌活9克　荆芥9克　防风9克　白芷6克　马尾连9克　黄芩9克　银花9克　连翘9克　生甘草6克　嘱服7剂。

二诊：（9月8日）药后皮损曾见趋退，停药后又有少起，而感瘙痒。脉苔同前。仍宗前法加减。前方去连翘，加全蝎6克、桃仁9克，活血去风，服5剂。

三诊：（1974年8月10日）称药后2年未犯，近半月来，全身又起散在之类似损害。仍嘱服上方6剂。

四诊：（8月24日）药后减轻，皮损已少，痒已不甚，继服前方6剂。

1975年4月追踪来院复查：前证迄今未犯。

〔例三〕李某，女，20岁，简易病历，初诊日期1975年1月10日。

主诉：口腔发干发紧不舒服，口唇粗糙干燥皲裂3个月。

现病史：3个月来自觉口腔发干，发紧，口唇粗糙，干燥皲裂，经会诊，诊断为扁平苔藓。

检查：口唇内粘膜可见紫褐色网状斑，唇缘粗糙皲裂，尤以下唇为甚。口颊内侧粘膜及上腭可见乳白色隆起的皮损。

脉细滑，舌质红，苔薄腻。

西医诊断：口腔粘膜扁平苔藓。

证属：脾胃湿热熏蒸。

治则：祛风化湿，清热解毒。

药用：乌蛇9克　蝉衣6克　羌活6克　白芷6克　荆

芥 9克　防风 6克　银花 9克　连翘 9克　马尾连 9克　黄芩 9克　生甘草 6克。

以后曾加桃仁 9克、红花 9克，先后陆续服药 54 剂。药后口唇内紫褐色网状斑疹、左颊粘膜皮损已不显，上腭左颊内侧皮损尚可见。

1975 年 6 月 18 日检查：口唇左颊粘膜及上腭皮损均已消退，颊粘膜尚有小片如蚕豆大皮损未消，仍感轻度不适，因患者服药不方便，改拟丸药方。

乌蛇 30克　马尾连 30克　黄芩 30克　银花 30克　连翘 30克　羌活 15克　白芷 15克　荆芥 15克　防风 15克　甘草 15克

研末，蜜丸每丸 9 克重，日服 2 丸。

【按语】　扁平苔藓为一种原因不明之皮肤病。一般认为发病原因可能与神经过度紧张有关。临床上典型损害可见多角形、表面常有光泽之紫红色扁平丘疹，其大小从针头大至黄豆大小，往往多发，皮疹成片呈苔藓化。有的排列呈带状或环状，好发于口腔粘膜、唇、舌、手腕屈侧及小腿内侧、阴茎等处。临床类型很多，可为急性泛发性或慢性限局性。慢性限局性有下述特殊类型：萎缩性、大疱性、疣状、线状、环状、毛囊性等。

朱老医生认为扁平苔藓属于中医"乌癜风"或"紫癜风"范畴。其发生病机，由于风湿蕴聚，郁久化毒，阻于肌腠，气滞血瘀所致。治疗原则以搜风燥湿清热解毒为主。以乌蛇、蝉衣搜风化毒为主药，佐以荆芥、防风、羌活、白芷驱风止痒，并以黄连、黄芩、银花、连翘、甘草清热解毒为辅，亦可加用活血化瘀之桃仁、红花、茜草等药以活血消风。

结节性痒疹（2例）

〔例一〕 朱某，女，22岁，简易病历，初诊日期1973年9月7日。

主诉：四肢、胸背出现散在之小结节，痒甚已1年。

现病史：于1年前，左小腿被蚊虫咬后即开始发痒，抓破出血，渐成小硬结，继而别处亦起小红丘疹，逐渐变成小硬结节，日趋增多，剧痒难忍，夜寐不安，经治疗效不佳。

检查：四肢、躯干可见大批散在之绿豆及黄豆大小之小硬结，呈灰褐色，约百余个，以上肢伸侧和胸背为多。

脉滑，舌红，苔薄白。

中医诊断：马疥。

西医诊断：结节性痒疹。

证属：风湿结毒，凝聚皮里肉外。

治则：搜风除湿，清热解毒。

方剂：乌蛇驱风汤。

药用：乌蛇9克 羌活9克 白芷6克 荆芥9克 防风9克 马尾连9克 黄芩9克 银花9克 连翘9克 生甘草6克 5剂。

二诊：（9月17日）痒已减轻，小硬结节未变，前方加入当归9克、赤芍9克，5剂。同时外贴独角莲膏（128）。

三诊：（9月22日）发痒已显著减轻，仅寝前稍痒，时间亦短，结节亦见平。嘱继续外用独角莲膏，并嘱服前方加苦参9克，五剂。

四诊：（1974年2月12日）中断治疗已5个月。称去年治后大部硬结节已平，痒亦不显，左小腿遗留几个硬结，就放任未治疗。近期又见瘙痒，呈湿疹化，仍服上方5剂，外用止痒洗方：

透骨草30克　苦参15克　红花15克　雄黄15克　明矾15克　水煎洗，每日2~3次，每次15分钟。

五诊：（3月8日）小硬结已平，偶觉瘙痒，服前方7剂而愈。

〔例二〕　王某，女，19岁，简易病历，初诊日期：1974年7月3日。

主诉：两下肢出现散在豌豆大，硬结剧痒已3年。

现病史：3年来两下肢出现多个小硬结节，逐渐增多，瘙痒甚剧。以前曾用玉红膏（123）未见效果，上药后起水疱破皮，但结节未消，且有扩大之势。

检查：两下肢可见多数为豌豆大小孤立之小硬结，稍高于皮面，呈黯褐色。

中医诊断：马疥。

西医诊断：结节性痒疹。

证属：风湿结毒，凝聚成疮。

治则：搜风解毒，除湿止痒。

方剂：乌蛇驱风汤加味。

药用：乌蛇9克　蝉衣6克　白芷6克　羌活9克　荆防风各9克　马尾连9克　黄芩9克　银花9克　连翘9克桃仁9克　红花9克　生甘草6克　6剂，水煎服。

二诊：（1974年7月12日）药后瘙痒明显减轻，有时不痒，继服前方12剂，症情已轻，后因肝炎住院，前药停服。

三诊：（1975 年 2 月 17 日）瘙痒又重，在前方中加以消肿软坚之药炒三棱 9 克、炒莪术 9 克，3 剂。

瘙痒显著减轻，后又接服 20 剂。结节已平，瘙痒亦止。

结节性痒疹，为高出皮面的绿豆大至蚕豆大褐黑色硬结节，表面不平滑，孤立散在，奇痒难忍。发病多因蚊虫叮咬及局部刺激有关，多发生于四肢，一般多从小腿前臂开始发生，逐渐增多，延及四肢躯干。本病顽固难治，有的消失后还可复起。中医因其剧痒，属于疥的一类，如《巢氏病源·疥候》："马疥者，皮内隐嶙（不平）起作根墌，搔之不知痛。"马疥即类似结节性痒疹。此症由风湿热内蕴，外受毒虫咬螫，气血凝滞，结聚成疮。故必须用搜风除湿，清热解毒，以乌蛇驱风汤为主方，两例均得显著疗效。

【按语】　应着重指出，朱老医生在临床上善于运用其经验方"乌蛇驱风汤"治疗一些顽固性皮肤病。根据中医异病同治的原则，凡是风湿热之邪，蕴伏于肌腠之间，日久未经发泄，皮肤剧痒，历久不愈，诸药不应的一些顽固的皮肤病，例如上举慢性荨麻疹（例七）、泛发性神经性皮炎（例三）、皮肤瘙痒症（例四）、以及扁平苔藓三例、结节性痒疹二例，朱老医生均以此方增减施治，都取得较好的疗效。

银屑病（4 例）

〔例一〕　袁某，女，46 岁，简易病历，初诊日期：1970 年 7 月 2 日。

主诉：全身出现大片红斑，覆盖白色鳞屑 21 年。

现病史：20多年来，全身泛发大片红色皮疹，曾在本地区及外地等医院多方治疗，仍不分季节，历久不退。初起皮疹不多，近几年逐渐增多，几乎遍及全身，大便干秘。

检查：肥胖体型，头皮、脸面、躯干、四肢除双手以外，均见地图状紫红色皮疹，表面覆盖银白色较厚之鳞屑，用手刮之，底面则现筛状出血点。

脉细带数，舌质绛，苔净。

中医诊断：白疕风。

西医诊断：银屑病（进行期）。

证属：风热郁久，伤阴化燥。

治则：凉血清热，滋阴润燥。

药用：生地30克　生槐花30克　紫草15克　丹皮9克赤芍9克　麻仁15克　枳壳9克　麦冬9克　大青叶9克10剂　水煎服。

外用红油膏（113）每日涂1次。

二诊：（7月12日）药后腿部皮损逐渐消退，他处鳞屑，亦显见减少。

继服前方改麻仁9克、大青叶15克，服10剂。

三诊：（7月24日）躯干、上肢皮损均趋消退，下肢皮损消退后，新起点状皮疹。口干思饮，舌苔薄黄。

继服前方加黄芩9克、花粉9克，服10剂。

隔1个月后追踪：只留头皮几小片皮损未完全消退外，余均平复。又称外用药膏处，皮损消退较快，但未上药处，亦趋消退。

本例大面积地图状牛皮癣，病历20多年，经多方治疗，历久不退，除两手外，皮损几乎周身密布，舌绛便秘，证属风热郁久，营阴耗伤，化燥化火之象。故用

大剂生地、槐花、丹皮、赤芍、紫草凉营清热；麦冬、
枳壳、麻仁滋阴润燥；大青叶重在清火。10剂后皮损
逐渐消退，继服前方加重大青叶。10剂后，四肢皮损
大部已退，尚有口干，思饮，舌红苔黄，加花粉、黄芩
增液清热。嘱服10剂后未来复诊，隔1个月后追踪，
只留头皮小片皮损，基本痊愈。

〔例二〕张某，女，23岁，简易病历，初诊日期：
1971年7月16日。

主诉：全身出现红色斑块，伴有鳞屑已5个月。

现病史：于今年2月初患感冒咽疼，半月后周身泛
发红色点状皮疹，稍有鳞屑，逐渐扩大成片，瘙痒不
甚。在本地县医院治疗始终未消而来门诊求治。

检查：头皮、胸、背、四肢泛发钱币状红色斑块，
上盖银白色鳞屑，基底浸润潮红，部分融合成片呈荷叶
状，轻度瘙痒。

脉沉细弦，舌质红，苔净。

中医诊断：白疕风。

西医诊断：银屑病。

证属：风热伤营，血热风燥。

治则：清肌热，凉营血。

药用：生地30克　丹皮9克　赤芍9克　知母9克
生石膏30克　大青叶15克　生槐花30克　白鲜皮9克　生
甘草6克　10剂　水煎服。

外用红油膏（113）外搽皮损上，每日1次。

二诊：（8月4日）患者来称服药10剂后，皮疹大
部分消退，只有小块皮损未消。

嘱续服前方5剂，临床治愈。

本例发病5个月，病前半月，曾有感冒咽痛，起时

泛发点滴状皮损，渐扩大成钱币状及地图状大片潮红脱屑，尚在进行期，舌质红，中医认证属血热型。故以生地、丹皮、赤芍、生槐花清其血热；知母、生石膏清其肌热；大青叶清火热。10 剂后皮疹已大部消退，继服 5 剂即全退。

〔例三〕 张某，男，31 岁，简易病历，初诊日期：1970 年 5 月 31 日。

主诉：周身泛发皮疹鳞屑已 3 年，近 2 个月来又加重。

现病史：3 年来全身遍见红斑和银白色鳞屑，曾在外地医院治疗，未见疗效。2 个月来皮疹明显增多，瘙痒难忍。

检查：头皮、手臂、双下肢播散性大片皮损，呈对称性分布，浸润肥厚，基底黯红色，覆盖鳞屑。在躯干、前臂等处，可见大批点滴状红色皮疹，上有轻度鳞屑。

脉弦滑，舌质紫红，苔薄白。

中医诊断：白疕风。

西医诊断：银屑病。

证属：风热郁久，化火伤营，复受外风。

治则：凉血清热，活血祛风。

药用：生地 30 克　生槐花 30 克　当归 15 克　知母 9 克　生石膏 30 克　紫草 30 克　桃仁 9 克　红花 9 克　荆芥 9 克　防风 6 克　蝉衣 6 克　水煎服。

二诊：（6 月 5 日）服 5 剂后部分皮损已明显消退，痒感亦显著减轻，未见新起皮疹。

嘱服前方 10 剂。

1970 年 8 月随访：未见复发。

本例泛发皮癣 3 年，察其皮损基底黯红，浸润肥厚，舌质紫黯，有血热瘀滞之证，除重用凉血清热之品外，加以当归、桃仁、红花活血化瘀之药；病 2 个月来加重，且有新起皮疹，舌红苔薄白，考虑为复受外风新邪而触发，故佐荆芥、防风、蝉衣，疏风清热。服本方 5 剂后，皮损明显消退，继服 10 剂后即愈。

〔例四〕 杨某，男，10 岁，简易病历，初诊日期，1976 年 12 月 2 日。

其父代诉：身起红斑鳞屑已 2 年，全身皮肤大片潮红已 3 个月。

现病史：1974 年冬季，头皮出现两块皮癣，以后躯干四肢皮损逐渐增多，始终未见消退。1976 年 9 月曾在某诊所治疗，服药后很快发现全身皮肤大片潮红，大量脱屑，痒感增剧。又经某医院治疗，潮红面积仍日见扩大，层层脱屑，呈红皮症象，大便干。

检查：全身皮损约占体表 90%，基底潮红，上盖银白色片状鳞屑及大量痂皮。剥落后则裸出潮红面，以头皮脸面、胸背、两腿为重。面部可见搔痕及少量渗出。舌质红绛苔光，脉象细滑。

中医诊断：白疕风。

西医诊断：银屑病红皮症。

证属：血热生风，风燥伤阴。

药用：生地 30 克　丹皮 9 克　赤芍 9 克　麦冬 9 克　玄参 9 克　丹参 9 克　麻仁 9 克　大青叶 9 克　山豆根 9 克　白鲜皮 9 克　7 剂水煎服。

外用玉黄膏（107）60 克搽擦。

二诊：（12 月 10 日）药后四肢皮肤潮红减轻，头皮躯干，仍见屑多，潮红而痒。上方去丹参、山豆根、麻仁，加紫草15克，地肤子9克，10剂。

三诊：（12月21日）全身皮肤潮红，明显减轻，脱屑痂皮亦渐减少，尚痒。宗上方加苍耳子9克，继服10剂。外用同上。

四诊：（12月31日）躯干部皮损，基本趋平，亦不潮红，头皮鳞屑亦少，舌尖红，脉细滑。继服上方加麻仁9克，10剂。

五诊：（1977年1月11日）躯干头皮上肢皮肤已趋正常，两腿尚见鳞屑发痒。继服上方去苍耳子加天冬9克，10剂。

六诊：（1月21日）小腿臀部，尚留小片皮损，发痒不甚，大便略干。上方去丹皮、赤芍，继服15剂。

七诊：（2月8日）基本全愈，只留小腿稍有脱屑，舌尖红，苔净，上方去大青叶10剂后全退而愈。

此例银屑病红皮症，皮损面积占体表90%，大片潮红，有大量脱屑，层层剥落，瘙痒剧甚，舌绛苔光，大便秘结，显是血热伤营，风燥耗阴之证。重用大剂生地、丹皮、赤芍、丹参、紫草等以凉血；玄参、麦冬、麻仁等以滋阴润燥；大青叶以清热；参用白鲜皮、地肤子、苍耳子等以止痒。经治2个月，始终以上方为基础增减，病情逐渐减轻，直至痊愈。

附：银屑病论治

银屑病，中医列入风门或癣门，统称白疕风。由于皮损匡郭清晰，脱屑层层，又有"松皮癣"、"白壳疮"之称。

血热为本病的主因，由于平素血热，外受风邪，而致血热生风，风盛则燥，故皮损潮红、脱屑；风燥日久，伤阴伤血，而致阴虚血燥，肌肤失养，故皮肤干燥，叠起白屑。

一、内 治 法

1. 血热型　多见于银屑病进行期。由于血热内盛，外受风邪，伤营化燥。症见：皮损发展较快，呈鲜红色，不断有新的皮疹出现，心烦、口渴、大便干。脉弦滑，舌质红紫，苔黄。治宜凉血、清热、解毒为主，以土茯苓汤（经验方）。

药用：生地30克　紫草15克　生槐花30克　土茯苓30克　蚤休15克　白鲜皮15克　大青叶15克　山豆根9克　忍冬藤15克　生甘草6克　水煎服。

2. 血燥型　多见于银屑病静止期。

证属风燥日久，伤阴耗血。症见：病久不退，皮肤干燥，呈淡红色斑块，鳞屑层层，新的皮疹已出现不多。脉弦细，舌淡，苔净。治宜养血活血，滋阴润燥。

药用：生熟地各15克　当归12克　丹参12克　桃仁9克　红花9克　玄参9克　天麦冬各9克　麻仁9克　甘草6克　水煎服。

3. 风湿型　由于风湿阻络，伤营化燥。症见：周身泛发皮损，并见关节疼痛，尤以两手指关节呈畸形弯曲，不能伸直。脉弦滑，苔薄白腻。治宜通络活血，祛风除湿。

药用：桂枝9克　当归12克　赤芍12克　知母9克　桑寄生9克　防风9克　桑枝15克　怀牛膝9克　忍冬藤15克　络石藤9克　鸡血藤30克　甘草6克　水煎服。

4. 毒热型　证属风湿热之邪，郁久化毒。症见：

身发皮损，两手掌皮肤深层起脓疱，脉弦滑数，舌红，苔薄黄。治宜理湿清热，搜风解毒。

药用：乌蛇9克　秦艽9克　漏芦9克　大黄6克　黄连9克　防风6克　生槐花9克　土茯苓30克　苦参9克　苍白术各9克　白鲜皮9克

丸剂：为便于患者长期服用，前两型患者根据上述治疗方药的筛选，配制成土茯苓丸（67）、山白草丸（68）两种药丸。可选用一种，每日2次，每次服3丸。

二、外　治　法

1. 急性进行期的皮损，可用玉黄膏（107）30克加入黄柏末9克，调和成膏，外搽，每日1～2次。

2. 静止期的皮损，可用红粉膏（112）或红油膏（113），外搽，每日1次。

注意事项：在开始使用药膏时，最好选一小块皮损试擦，如无过敏现象，再涂搽别处。应随时注意观察，尤其对大面积皮损应慎用。

玫瑰糠疹（2例）

〔例一〕　王某，男，16岁，简易病历，初诊日期：1973年8月2日。

主诉：躯干、四肢出现斑疹，瘙痒2周。

现病史：2周前先于腋下发现两片斑疹，渐在前胸、后背及腹部亦出现同样小片皮损，轻度瘙痒，继之四肢出现成批小片斑疹，发痒较重，曾在附近医院医治，内服抗过敏药，外用炉甘石洗剂，未见效果。

检查：躯干、四肢可见多数类圆形或椭圆形大小不等之斑疹，附有细薄鳞屑，皮疹排列与皮肤纹理一致。

中医诊断：风热疮。

西医诊断：玫瑰糠疹。

证属：血热内蕴，外受于风。

治则：凉营清热，活血消风。

药用：生地 30 克　赤芍 9 克　当归 9 克　荆芥 9 克 防风 9 克　蝉衣 6 克　桃仁 9 克　红花 9 克　白蒺藜 9 克 知母 9 克　生石膏 30 克　生甘草 6 克　4 剂，水煎服。

家属来诉服药 4 剂后即愈。

〔例二〕　毛某，男，27 岁，简易病历，初诊日期：1976 年 3 月 1 日。

主诉：身上起皮癣发痒 1 周。

现病史：1 周前发现在胸前有两片钱币状红色皮疹，稍有鳞屑，轻度痒感。2 天后很快在上半身前胸后背，密布同样皮损，瘙痒明显，晚间影响睡眠。曾在本单位医务室服扑尔敏，未见减轻，转来我院门诊。

检查：胸、腹及背密布大小不等的红色斑疹，呈椭圆形或类圆形皮疹，长轴与皮肤纹理一致，表面附有糠秕样鳞屑。

脉弦滑，舌质红，苔薄白。

中医诊断：风热疮。

西医诊断：玫瑰糠疹。

证属：血热内盛，外受风邪，闭塞腠理而成。

治则：凉血清热，消风止痒。

药用：生地 30 克　当归 9 克　赤芍 9 克　紫草 15 克 生石膏 30 克　荆芥 9 克　苦参 9 克　地肤子 9 克　蝉衣 6 克 白蒺藜 9 克　生甘草 6 克

外搽九华粉洗剂（160）。

二诊：（3月3日）药后上半身皮疹红色趋淡，蜕皮，发痒减轻；但双大腿又起少数皮疹。嘱继服前方3剂。

三诊：（3月6日）3日后胸、背皮损逐渐消退，但两大腿皮疹反加重，瘙痒甚剧。舌质红，苔薄布，脉弦细滑。仍予以前方3剂加白芷4.5克。

四诊：（3月9日）上半身皮疹已全消失，皮肤稍痒，大腿皮损未再新起，仍觉瘙痒，大便较干。前方3剂加大青叶9克。

五诊：（3月13日）药后来诊，两大腿渐见蜕皮，痒感已轻，继服前方3剂后治愈。

玫瑰糠疹是一种红斑鳞屑性皮肤病，发生原因不明。中医认为由于血热受风而成，称风热疮或称血疳。多发于春秋两季。一般认为病程经3~4周不治亦能自退，但亦有历五六个月犹不退者。瘙痒程度亦因人而殊。中医认为剧痒者，乃风重之故，治疗原则着重凉血清热，佐以活血消风。临床证明如配合服中药，可以起缩短病程，减轻痒感，皮损较快消退等作用。

多形性红斑（2例）

〔例一〕 王某，女，15岁，简易病历，初诊日期：1973年11月29日。

主诉：每年秋冬脸面或手背出现红斑已5年。

现病史：5年前，冬天开始于脸面额部出现两片红斑，约经1个月后消退。以后每年秋冬二季即复发，多发于颜面及手背部，有时每年发作2~3次。今年2月开始又复发作。

检查：双手背可见类圆形黯红色斑丘疹多片，如钱币大小，中心起疱如虹彩样。

脉弦细，舌质淡，苔薄白。

中医诊断：猫眼疮。

西医诊断：多形性红斑。

证属：风寒外袭，营卫不和。

治则：升阳散风，和营活血。

药用：升麻9克 羌活9克 白芷6克 防风9克 当归9克 红花9克 赤芍9克 连翘9克 甘草6克 5剂水煎服。

二诊：（12月6日）服药5剂后，手背红斑，基本消退。胃纳欠佳。宗前方加陈皮9克、茯苓皮9克，水煎服。5剂后皮疹完全消退。

1975年8月追踪来诊，诉1974年又发作2次，按上方服2剂后即见消退。

〔例二〕 谭某，女，38岁，简易病历，初诊日期：1972年3月13日。

主诉：脸面，耳部反复出现红斑水疱已7年。

现病史：从1965年起在脸面、额部、耳、项等处，反复出现红斑水疱，无自觉症状。既往在外地某地区医院治疗，曾口服强的松、抗炎松、保泰松等药物，服药期间红斑消退，但不断复发，时轻时重，迄今不愈。

检查：在前额可见类圆形指头大小、3片鲜红色及紫红色斑丘疹，中心有小水疱。

舌质红，苔薄白腻，脉细滑。

中医诊断：红云风。

西医诊断：多形性红斑。

证属：心经血热，脾经蕴湿，复受风邪。

治则：凉血清热，健脾利湿。

方药：生地 30 克　丹皮 9 克　赤芍 9 克　苍术 9 克　茯苓皮 9 克　泽泻 9 克　木通 3 克　连翘 9 克　生甘草 6 克　4 剂，水煎服。

二诊：（3 月 17 日）额部红斑犹未消退，苔腻已化，脉如前，改拟通络和营。

药用：当归 9 克　连翘 9 克　赤小豆 9 克　茯苓皮 9 克　大枣 5 枚　路路通 9 克　4 剂，水煎服。

三诊：（3 月 24 日）前额红斑渐趋色淡消退，左颈皮损又较明显。前方加桂枝 9 克，服 4 剂。

四诊：（3 月 29 日）前额红斑此退彼起，苔薄黄，脉滑数。治拟活血消风，清热解毒。

药用：归尾 9 克　赤芍 9 克　红花 9 克　升麻 9 克　羌活 6 克　白芷 6 克　防风 6 克　银花 9 克　连翘 9 克　生甘草 6 克　7 剂，水煎服。

五诊：（5 月 13 日）隔月余来诊，称药后皮疹已完全消退，近 4 天来又见复发。嘱仍服前方。服 5 剂消退而愈。

1975 年 5 月追踪，称 1972～1973 年内尚有间断复发，发病后仍服上方后即消退，1974 年到现在已不复发。

【按语】　多形性红斑好发于春秋两季。常于二、八月雁来时发病，中医有"雁疮"之称。亦有冬季发病者，类似冻疮，中医又称"寒疮"。典型的皮损常为紫红色斑，中心有水疱略凹陷，呈虹膜样，中医亦称"猫眼疮"。好发于脸面，手足背及四肢伸侧，重者可波及全身。临床辨证可分下述两型：

医案

169

1. 风热型　证属风热伤营，血郁成斑。多于春秋发病，发于脸面及四肢，斑色鲜红或起水疱，略见瘙痒。脉弦滑，苔薄黄。治宜散风清热，活血消斑。方用升麻消毒饮（49）加减。

2. 风寒型　证属风寒外袭，寒凝血瘀，多发于寒冬之季，病发于肢端、耳边等处，斑色紫红或黯红，类如冻疮。脉缓苔薄白。治宜温经通络，活血和营。以当归四逆汤加减，方用：

当归12克　桂枝9克　赤芍9克　细辛3克　路路通9克　赤小豆9克　甘草9克　青葱1尺　大枣7枚。

结节性红斑、硬结性红斑（2例）

〔例一〕　韩某，女，31岁，简易病历，初诊日期1975年9月16日。

主诉：两小腿反复起红疙瘩，肿痛，已2月余。

现病史：2月前，曾患感冒发烧，退烧后两下肢发现有红斑结节，走路痛，就附近医院治疗，有消有起，反复不愈，转来我院要求中医治疗。

检查：两小腿伸侧可见散在大小不等的鲜红斑块六七处，灼热感，结节如樱桃大至指头大，触痛明显，行走不利。

脉滑数。舌质红，苔薄黄腻。

中医诊断：梅核丹。

西医诊断：结节性红斑。

证属：湿热下注，气滞血瘀。

治则：通络祛瘀，佐以利湿。

药用：地龙9克　鸡血藤15克　归尾9克　红花9克

牛膝9克　香附9克　赤芍9克　泽兰9克　茜草9克　生苡仁9克　王不留行9克　黄芩9克　5剂。

二诊（9月21日）　药后红斑基本消退，大便不畅，脉滑，舌苔黄腻已化。前方去黄芩、苡仁，加桃仁9克，服5剂。治愈后未再发。

〔例二〕　魏某，女，38岁，简易病历，初诊日期1976年3月3日。

主诉：两小腿反复起红斑硬块已5年。

现病史：1971年春节后，两小腿后侧起指头大硬结3个，因无痛感，未予处理，后硬结增大。经某医院诊断为硬结性红斑，治疗数月后渐消，但每年逢春即复发加重，迄今不愈。

检查：两下肢屈侧足踝上方，各有3～4个，3～5厘米大小的黯红色硬结斑块，中等坚，轻度压痛，左小腿留有黯褐色萎缩性疤痕一处。以往有肺病史，月经愆期，营养不良，面色无华，脉细无力，舌淡苔光。

中医诊断：瓜藤缠。

西医诊断：硬结性红斑。

证属：气虚血瘀，瘀阻经络。

治则：补气活血，通络祛瘀。

方用：黄芪12克　当归9克　赤芍9克　红花9克鸡血藤30克　川芎6克　丹参12克　香附9克　茜草9克怀牛膝9克　7剂。

二诊（3月10日）　药后硬结较小，已无压痛，前方加陈皮6克，嘱服10剂。

三诊（3月21日）　硬块明显缩小，面色转红，前方加王不留行9克，7剂。

四诊（3月29日）　硬结继续消退，月经来临。继前方10剂。

以后用前方增减，调治2月后，硬结全消。1年后追踪未复发。

【按语】 结节性红斑及硬结性红斑，都发于腿胫，类似医籍所载的"瓜藤缠"。中医因其结节如梅核，色红漫肿，称为梅核痹，或梅核火丹。

由于湿热下注于血脉经络之中，致气血运行不畅，气滞则血瘀，瘀阻经络，不通则痛，瘀乃有形之物，因此结节如梅核。结节新起焮红，热甚则灼热而肿，湿甚则腿跗浮肿，瘀久则结节趋于黯紫。

本病以女性患者为多，谅因妇女以血为本，不论月经、胎孕、产褥，都是以血为用，动易耗血，冲任受损，气血不调，血病则气不能独化，气病则血不能畅行，气滞则血瘀，营卫失和，易受外邪，而成此病。

本病多绕胫而发。结节性红斑，常见于胫前，偶见于臀部及上臂等处，结节枚数不定，大小不一，结节多则痛楚，腿足浮肿。硬结性红斑多发于腿后，形似牛眼，根脚硬肿，轻则色紫，重则色黑，日久或见溃破，疮口黯紫，脂水浸渍，久不收敛。

治疗本病应多从血分来考虑用药。唐容川在《血证论》中曾提到"既已成瘀，不论初起已久，总宜散血，血散瘀去则寒、热、风、湿均无遗留之迹矣"。因此治宜通络祛瘀、行气活血为主，予通络活血方。

方用：当归尾、赤芍、桃仁、红花、泽兰、茜草、青皮、香附、王不留行、地龙、牛膝各9克 水煎服。

本方以青皮、香附行气，气行则血亦行；归尾、桃仁、红花、王不留行破血祛瘀；赤芍凉血活血；泽兰、茜草活血通络，行水消肿；地龙通经络；牛膝引经下行。

加减法：①结节初起，焮红赤肿，小便黄，大便秘，舌质红，脉滑数，加生地、丹皮、大青叶、银花以凉血清热。②斑块大，色黯紫，舌质淡，脉细滑，加麻黄、桂枝以温经通络；久而不散加炙山甲、海藻、山慈菇以软坚散结；溃而难敛加党参、炙黄芪、熟地以培补气血。③足踝浮肿，久而不消者，宜重用黄芪、防己、陈皮，以行气利水。④关节酸痛加威灵仙、秦艽、木瓜，以祛风胜湿。

红斑狼疮（2例）

〔例一〕 马某，男，37岁，病历号71573，初诊日期：1964年4月15日。

主诉：脸面出现散在紫红色斑片，起鳞屑已1年。

现病史：于1年前，先于左下颌出现小片紫红色斑片，叠起鳞屑，不易剥落，有轻微痒感。3个月后，于鼻背偏右又出现2片紫红斑，互相融合成片，表面附有干燥鳞屑，周边见紫红晕。又隔3个月，口唇右外方又起小片类似之皮损，伴午后低烧，体疲肢倦，困乏无力。

检查：在鼻右侧可见一片境界清晰5厘米×2厘米大小深红斑，表面附有鳞屑，用力剥后，鳞屑背面可见角化栓。在上唇右侧及右颌部，各有一片0.5厘米大小的表面附有鳞屑之萎缩性红斑。病理诊断：盘状红斑狼疮。

脉弦带数，舌质正常，苔薄布。

中医诊断：鸦啗疮。

西医诊断：盘状红斑狼疮。

证属：肝脾失和，气滞血瘀。

治则：舒肝和脾，活血化瘀。

方药：当归9克　赤白芍各9克　柴胡6克　茯苓9克
炒白术9克　丹参9克　紫草9克　红花6克　丹皮6克
甘草6克　5剂　水煎服。

二诊：（4月20日）药后低烧已去，仍宗前方继服
10剂。

三诊：（5月8日）局部已不痒，精神振作，体重
增加，皮损边缘明显缩小。患者要求拟方带回东北继服
中药治疗。从前方加香附9克、桃仁9克。

7月4日来信：称鼻部皮损逐渐缩小，周围红晕已
退，仍嘱继服前方，以竟全功。

〔例二〕　赵某，女，31岁，简易病历，初诊日期：
1973年5月24日。

主诉：鼻部出现红斑1年。

现病史：1年前发现在鼻背两侧有2小块红斑，未
予重视，逐渐扩大至指头大，晒太阳后又有扩大之势。
自觉心悸气短，身倦无力，伴有自汗。

检查：鼻背两侧可见两片境界清晰黯紫红色斑片，
约为2厘米×3厘米大小，略有脱屑，两颊亦有黄豆大
小之类似红斑，轻度萎缩。

中医诊断：鸦啗疮。

西医诊断：盘状红斑狼疮。

辨证：肝郁伤脾，心脾两虚。

治疗：补养心脾为主。

方剂：归脾汤加减。

方药：黄芪12克　炒白术9克　党参9克　当归9克

远志9克　莲子肉9克　炒枣仁12克　茯苓9克　木香3克
炙甘草6克　生姜3片　大枣7个　7剂　水煎服。

二诊：(6月2日)　脸鼻红斑较前为淡，体疲乏力、心悸诸症略见好转。脉软滑，舌淡苔薄布。

前方去枣仁加龙眼肉9克，白芍9克，水煎服，14剂。

三诊：(7月6日)　鼻背部红斑色淡，皮肤渐趋萎缩。嘱继服前方。

四诊：(9月24日)　患者回老家服前方14剂后病情稳定，鼻背红斑角化皮损已趋消退，左颊眉间留小片红斑萎缩性损害未全消退。有时尚感心悸气短。嘱可间断续服前方，并配合服人参归脾丸，以竟全功。

附：红斑狼疮论治

系统性红斑性狼疮近于中医所称温毒发斑之类。病因为心经有火，脾经积热或由肾阴不足，水亏火旺，热盛成毒，毒热走于营血而致。症见壮热不退，历节酸楚，困乏无力，颜面、手部出现红斑（部分病人亦可不出现皮肤症状），病情延久，常致内损五脏。

盘状红斑狼疮，类似鸦啗疮（名见《疮疡经验全书》）。由于肝郁气滞，血瘀凝聚成斑。多见于脸面，如鼻两侧、颊、耳、唇部、头皮等处。初起为蚕豆大小一片或数片红斑，粘着鳞屑，日久呈黯红斑片，后期皮损中间萎缩而现色素沉着。

〔辨证论治〕　可按病期先后，以及内损脏腑分型。

1. 毒热型　相当于急性及亚急性期。

证属：毒热入于营血，血热络损，血溢成斑。

症见：壮热连日不退，皮肤出现红斑，面赤如妆，手足或见瘀斑，烦躁咽干，渴喜凉饮，关节疼痛，重则鼻衄吐血，神昏谵语，动风抽搐等。

脉细数，舌绛，苔薄黄或光剥。

治则：大剂凉营清热，消斑解毒。

方剂：犀角地黄汤合化斑汤加味。

药用：广犀角末6克（冲）　丹皮9克　赤芍9克　鲜生地30克　生石膏30克　知母9克　生甘草6克　玄参12克　银花30克　连翘9克　鲜茅芦根各30克　紫草15克

加减：舌苔黄加川连6克、黄芩9克；舌绛苔光加天麦冬各9克、花粉9克。

方义：热入营血，壮热不退，故以犀角、生地、丹皮、赤芍加紫草凉营清热。血热成斑，故以知母、石膏、玄参、生甘草、清肌热而化斑。佐以茅根、芦根凉血止血，银花、连翘清热解毒。

2. **虚热型**　多见于亚急性期，病情尚有波动。

证属：阴虚内热，水亏火旺。

症见：长时期断断续续低烧，稍活动即热度增高。面颧潮红，红斑隐约，腰酸腿痛，足跟疼痛，肢倦发落，或有盗汗。

脉细带数，舌红苔光。

治则：滋肾养阴、凉血清热。

方剂：知柏地黄汤加减。

药用：生地30克　丹皮9克　茯苓9克　泽泻9克　知母9克　川柏9克　玄参12克　玉竹9克　女贞子9克　旱莲草9克

方义：肾阴亏损则阴虚潮热，阴虚阳亢则面颧潮红。故以知柏地黄滋阴降火，并以青蒿、鳖甲、地骨皮养阴清热。腰为肾之府，肾虚则腰腿、足跟痛。肾其华在发，肾亏则发落，故以玄参、玉竹、女贞子、旱莲草等滋肾。

3. 心伤型　检查心电图有异常，或见心肌炎、心内膜炎、心包炎等。

证属：内伤心气，气血两虚。

症见：发热控制后，体羸肢倦，面色苍白无华，胸闷气短，心悸心慌，失眠自汗。

脉细弱无力，或见结代，舌淡苔薄白。

治则：养心安神，气血双补。

方剂：养心汤加减。

药用：白人参3克（先煎）　黄芪15～30克　丹参15克　炒白术6克　熟地12克　当归9克　茯苓9克　五味子9克　远志9克　酸枣仁12克　浮小麦15克　炙甘草9克

方义：毒热损伤心气，则心悸心慌，胸闷气短，故以人参、黄芪、白术补养心气。血不养心则失寐，故以熟地、丹参、当归、茯苓、远志、枣仁养血安神。气虚则自汗，故以五味子、浮小麦、炙甘草、补心气以敛汗。

4. 阳虚型　检查肾功能不正常，尿中有蛋白、颗粒管形等。

证属：病久损伤脾肾，脾肾阳虚。或因久热阴损及阳，而致阴阳俱虚，气血两亏。

症见：阳虚之证，面色㿠白，脸面手足浮肿，偶见升火。腰痛腹胀，尿少、便溏，周身无力，畏寒肢凉，或现紫绀等症。

舌淡而胖，或有齿痕，脉沉细尺弱。

治则：温肾壮阳，健脾利水。

药用：黄芪15克　茯苓9克　山药9克　炒白术9克

菟丝子9克　鹿角胶9克　怀牛膝9克　川断9克　仙灵脾9克　巴戟天9克　胡芦巴9克　车前子6克

方义：脾肾阳虚，水气上泛则浮肿，虚阳上浮则升火，阳气不达四肢则肢凉紫绀，重用鹿角胶、菟丝子、仙灵脾、续断、巴戟、胡芦巴等药，温肾壮阳。脾虚失于健运则便溏肢倦，佐以白术、茯苓、山药补脾。命门火衰，不能蒸化，水湿内停则尿少腹胀，故以牛膝、车前子，使水湿下达。

加减：如见阴阳俱虚之证，加龟甲、知母、黄柏之类。肾虚不能固摄则尿频，去车前子、牛膝，加以固摄之品，如桑螵蛸9克、五味子9克。

5. 肝郁型　盘状红斑狼疮多属于此型。

证属：损伤肝脾，气滞血瘀。

症见：脸面出现红斑，或见胁痛、胸痞纳呆、腹胀、头晕、妇女月经失调或痛经等症。

治则：舒肝和脾。

方剂：逍遥散加减。

药用：当归9克　赤白芍各9克　丹参12克　白术9克　陈皮6克　柴胡6克　茯苓9克　郁金9克　延胡9克　川楝子9克

方义：肝脾失调，气滞血瘀则肝脾肿大，皮肤出现红斑，故以当归、赤白芍、柴胡、郁金、延胡、川楝子舒肝和血为主，肝胃失和则胁痛腹胀，胸痞纳呆，故以陈皮、白术、茯苓健脾和胃为辅。

加减：肝脾肿大，体实者酌加三棱、莪术。脸生红斑可加茜草、红花、紫草活血化瘀。妇女月经失调，可加月季花、玫瑰花之类。

按：除上述分型论治外，亦可随证增减：如红斑明显，加凌霄花、鸡冠花；关节痛加乌蛇、秦艽、桑寄生；皮肤有瘀斑，加仙鹤草、藕节炭；腰痛加狗脊、杜仲；盗汗加黄芪皮、糯稻根；咳嗽加沙参、款冬花、紫菀；头晕加枸杞子、菊花；纳呆加谷芽、砂仁之类。

硬皮病（8 例）

限局性硬皮病（7 例）

〔例一〕 王某，女，34 岁，门诊病历 1974 年 10 月 30 日初诊。

主诉：左小腿屈侧皮肤发硬 1 年。

现病史：1 年前，先从左大腿屈侧上端 1/3 处皮肤肿胀，后向小腿至足踝部伸展，呈带状，皮肤发紧发硬。平卧时，躯体转侧不利，伴有腰痛，日常行走不便，影响工作。

检查：从左大腿屈侧上端起，伸向足踝部有 50 厘米×10 厘米大小皮肤硬化光泽之损害，捏之皮肤发紧，不能上提，大腿屈伸困难，皮肤未见萎缩。

脉细滑，舌质红，苔白腻。

中医诊断：皮痹。

西医诊断：限局性硬皮病。

证属：风湿着于肤腠，气血痹滞所致。

治则：祛风除湿，通络和血。

药用：独活 9 克　当归 9 克　赤芍 9 克　桑寄生 9 克 桂枝 9 克　杜仲 9 克　川断 9 克　狗脊 9 克　地骨皮 9 克 红花 9 克　仙灵脾 9 克　仙茅 9 克　水煎服，每日 1 剂，2 煎分服。

二诊：（1974年12月3日）服上方30剂后，左下腿硬化皮损渐见软化，但仍见腰痛，转身不利，肢倦无力。脉弦细，苔薄布。治拟益气活血，补肾扶腰。

药用：当归9克　川芎6克　党参9克　赤白芍各9克　红花9克　地骨皮9克　川断9克　狗脊9克　怀牛膝9克　水煎服，隔日1剂，2煎分服。

三诊：（1975年1月3日）较前改善，但仍感下肢乏力，宗前方加苍术9克、五加皮9克以健脾益气，仍隔日服1剂。

四诊：（1975年1月19日）皮肤渐见软化，从二诊方中加桃仁9克、伸筋草9克，水煎服，隔日1剂。

五诊：（1975年2月14日）：腰痛已瘥，已能半日工作。左小腿屈侧皮损软化，已趋正常，局部色素加深，脉细弦，舌净。

拟方：当归9克　川芎9克　赤芍9克　地骨皮9克　红花9克　伸筋草9克　鸡血藤30克　怀牛膝9克　杜仲9克　川断9克　水煎服，隔日1剂。

六诊：（1975年4月17日）：左下腿原有皮损除足踝上角有小块约3厘米×3厘米大小皮肤稍见硬化外，大部分已恢复正常，局部留有色素沉着。嘱继服前方，以竟全功。

本例左腿屈侧大片带状皮肤硬化。朱老医生从认证上认为腰为肾之府，肾虚则腰痛，阳虚则卫外失固，风湿之邪乘虚而入。脾主四肢，脾虚则肢倦无力。经络痹阻，营卫失和则左下肢皮肤顽硬。在治疗上，首先着重祛风除湿、通络行痹，后用益气活血、温阳补肾、健脾助力之剂，见效较捷。

〔例二〕　孙某，女性，38岁，门诊病历，1973年

9 月 14 日初诊。

主诉：左腰部皮肤硬化半年。

现病史：半年前于左腰部发现一片掌大之硬化性皮肤，皮色黯滞。自觉发紧、发木。受凉后肢端未见紫绀。无其他不适。

检查：于左腰部有一片 10 厘米×15 厘米大小皮肤硬化斑块，境界清晰，捏之有深约 1 厘米厚度，部分皮肤见萎缩。皮色黯滞。

脉弦细，舌质正常，苔薄布。

中医诊断：皮痹。

西医诊断：限局性硬皮病。

证属：风湿之气，客于肤腠，气血痹阻，营卫不和。

治则：祛风通络，活血和营。

方药：独活9克　桑寄生9克　伸筋草9克　当归9克　川芎6克　炒赤芍9克　防风9克　防己9克　海风藤9克　地骨皮9克　络石藤9克　水煎服，每日 1 剂，2 次分服。

二诊：（9 月 28 日）服前方 14 剂后，病情未见明显改善。从前法，原方去海风藤、络石藤，加入昆布9克、海藻9克、红花6克，活血软坚。

三诊：（11 月 12 日）服前方 28 剂，硬化之斑块渐见缩小，宗前方加炙鳖甲12克。

四诊：（11 月 22 日）服前方 7 剂，硬化之皮损已缩小至 9 厘米×6 厘米。诉近日月经来潮，血块较多，腰酸体倦。仍宗前方加王不留行15克、川断9克，嘱服 1 周。

五诊：（74 年 1 月 4 日）来诊后，从前方基础上，偶有增减，间断服药 30 余剂。

六诊：（3 月 4 日）硬化之皮肤已缩小为 6 厘米 ×4 厘米。此后断续服药近 50 余剂。

七诊：（6 月 11 日）以前方为基础，配成蜜丸，每丸重 9 克，每日 3 丸，早中晚 3 次分服。

八诊：（75 年 2 月 14 日）皮损已缩小至 2.5 厘米 ×2 厘米，嘱继服丸药。

75 年 8 月追踪复查，皮肤硬化斑块已完全消失。

本例左腰腹部起掌大斑块，按之板硬，开始用祛风通络、活血和营之剂，见效不著，随后加入昆布、海藻、炙鳖甲等咸以软坚之品，硬化斑块逐渐软化。

〔例三〕 马某，女，4 岁半，门诊病历，1973 年 4 月上旬初诊。

现病史：（其母代诉）患儿寄居外祖母家。1971 年 3 月来京，发现左少腹部有 1 片银元大小皮肤硬化斑块，发亮，未加处理。1973 年又来京，见左少腹部有 8 厘米 ×5 厘米大小皮肤硬化斑块，同时在背部又有 3 片，每片约 5 厘米 ×5 厘米大小之皮肤硬化斑块，经会诊，诊断为限局性硬皮病。

1973 年 4 月方来本院治疗，认证属于风湿阻络，气血痹滞所致。治宜祛风胜湿，通络活血。因患儿服汤药不便，拟丸药方如下：

独活 30 克　桑寄生 30 克　当归 60 克　川芎 30 克　赤芍 60 克　鸡血藤 60 克　伸筋草 30 克　红花 30 克　仙灵脾 30 克　地骨皮 30 克

研为细末，炼蜜为丸，每丸 6 克，每日早晚各服 1 丸。

1975 年 4 月上旬追踪，其母携孩儿来复查，称服上列丸方，持续半年，皮肤即逐渐变软，检视皮肤已完全正常，留有色素沉着斑。

〔**例四**〕 刘某，女，3岁，简易病历，初诊日期，1975年5月8日。

代诉：左足外侧、右小腿内侧和胸部出现条状皮肤发硬9个月。

现病史：患者于去年8月出水痘后，左足外侧出现条状皮肤硬化，今年1～2月份又发现右小腿内侧皮肤发硬，左足由于皮肤发硬，致行走不利。曾在某医院治疗，口服维生素E、复合酶，肌注胎盘组织浆，效果不显。

检查：患儿消瘦，营养不良，左足外侧沿小趾以上至足踝稍上有2厘米×10厘米一带状皮肤变硬，呈蜡样光亮，摸之坚硬，捏之不起。右小腿内侧从足踝上至腘窝可见15厘米×4厘米大小皮肤硬化，触之坚硬。在胸部右侧有一2厘米×5厘米的类似损害。

脉细无力，舌淡，苔薄布。

中医诊断：皮痹。

西医诊断：限局性硬皮病。

证属：先天不足，经络痹阻，营卫不和。

治则：补气行血，通经活络。

药方：独活60克　桑寄生60克　黄芪30克　当归60克　川芎30克　赤芍60克　红花30克　地骨皮30克

共研末，炼蜜为丸，每丸6克，早晚各服1丸。

二诊：（1975年7月29日）药后部分皮损逐渐变软，但左小腿后侧又出现一片3厘米×3厘米皮肤发硬。从前方加党参30克，陈皮30克，炼蜜为丸，每丸6克，日服2丸。

三诊：（1975 年 8 月 26 日）患儿未来，其父代诉，皮肤大部分变软，嘱配前方丸药一料，继续服用。

四诊：（1975 年 11 月 6 日）随访复查：右胸部及右小腿皮损大部变软，左足背外侧条状皮损亦已基本恢复正常，后起的左小腿一片皮损亦变软，未见新起损害。嘱配初诊时药方加桂枝 15 克，配成丸药继服，以竟余功。

〔例五〕 耿某，男，10 岁，简易病历，初诊日期：1975 年 5 月 13 日。

主诉：右大腿屈侧皮肤呈条状发硬已 3 年。

现病史：3 年前发现右大腿屈侧皮肤呈条索状发硬，屡治无效，皮损逐渐扩大，走路跛行。

检查：右大腿屈侧下段到腘窝约 7 厘米×13 厘米皮肤硬如板状。

证属：风湿阻络，经络痹滞，气血不达。

治则：通络行痹，祛风活血。

拟丸方：当归 60 克　赤芍 60 克　川芎 30 克　桑寄生 60 克　独活 60 克　地骨皮 30 克　红花 30 克　桂枝 30 克

研末炼蜜为丸，每丸 6 克，每日早晚各服 1 丸。

二诊：（1975 年 6 月 26 日）药后腿部皮损大部变软，走路已较前方便。嘱继服前方丸药 1 料。

三诊：（1975 年 11 月 25 日）随访复查，右大腿皮损变软，已趋正常，未见萎缩，称已能跑步 200 余米，仍拟丸方。照前方加鸡血藤 60 克、仙灵脾 60 克，研末，蜜丸，每丸 6 克，日服 2 丸，以资巩固。

〔例六〕 张某，男性，14 岁。

主诉：左上臂内侧、右下腿皮肤硬化 10 年。

现病史：自诉幼年患麻疹后，即发现左上臂内侧从腋下直至手腕，以及右小腿从腹股沟至足踝上有条状皮肤发硬，渐渐扩展，只觉局部发紧。从 1971 年 6 月至 1973 年初曾在本院门诊间断治疗，以中药方（独活 9 克，桑寄生 9 克，桂枝 9 克，当归尾 12 克，赤芍 12 克，伸筋草 9 克，鸡血藤 15 克，玉竹 9 克，丹参 12 克，牛膝 12 克，地肤子 9 克）加减治疗。

1973 年 2 月 16 日来诊：左上臂及右小腿皮损日渐趋软，而见色素沉着，改拟丸方：

独活 30 克　桑寄生 30 克　当归 60 克　桂枝 30 克　赤芍 60 克　伸筋草 60 克　怀牛膝 30 克　川芎 30 克　桑枝 30 克　仙灵脾 30 克

研细末，蜜丸，每丸 9 克，日服 2 丸。

1975 年 4 月 27 日追踪来院复查：左上臂内侧皮肤大部恢复正常，部分皮肤萎缩，右小腿皮损亦见变软，但多走路后稍感掣痛。称服上方药物后，未服其他任何药物。

〔例七〕　陈某，男，23 岁，干部，病历号 53705，1963 年 2 月 2 日初诊。

主诉：左半身皮肤带状硬化 5 年余。

现病史：六七年前发现每逢寒冷季节，指端青紫，在 5 年前先于右小腿出现一块类圆形褐色硬化性斑块，稍隆起，后渐向右上半身扩大，有的融合成大片，呈带状，部分呈斑片状，稍觉发紧。经病理诊断：符合硬皮病。注射青霉素、EDTA（依地酸二钠），内服 DDS（氨苯砜）皮肤稍觉变软。

1963 年 2 月 2 日来我院治疗，当时皮肤检查：右半侧胸部以下，可见大片不整形、斑片状或带状之中度皮肤硬化损害，境界尚清晰。皮损以右小腿为著，部分皮损趋于萎缩。

脉沉细，舌质正常，苔净。

中医诊断：皮痹。

西医诊断：限局性硬皮病。

证属：风湿阻络，气血痹滞。

治则：祛风胜湿，舒筋活络。

药用：独活 9 克　桑寄生 9 克　怀牛膝 9 克　海风藤 9 克　防己 6 克　紫草 6 克　五加皮 6 克　秦艽 9 克　桃仁 9 克　桑枝 15 克　丹参 9 克　伸筋草 9 克　桂枝 6 克

二诊：（4 月 20 日）：服上方 40 余剂，原有皮损大部变软，部分损害呈色素脱失，无新发现损害，右小腿皮损仍见轻度硬化，宗原方加鸡血藤 15 克、红花 9 克、海风藤 15 克，服药 30 余剂。

患者因长期服药有困难，停药 2 个月，10 月份去西北，仍拟前方，制成蜜丸，带去继续服用。

三诊：（1964 年 1 月 24 日）右小腿硬化之皮损面积显著缩小，仍宗前方。此后患者间断服药，隔 1～2 月服药 10 余剂。

1965 年 4 月 5 日复查时，腿部皮肤大部变软，但于右后腰部又出现一块如钱币大小之硬化性斑片，天气寒冷时肢端仍见紫绀。拟方如后：

当归 9 克　川芎 6 克　炒赤芍 9 克　鸡血藤 15 克　伸筋草 9 克　桑寄生 9 克　羌独活各 9 克　桑枝 15 克　桂枝 9 克　仙茅 9 克　仙灵脾 9 克　海风藤 12 克

嘱服数十剂，后即未来复查。

弥漫性硬皮病（1 例）

石某，女性，27 岁，病历号 71733，初诊日期：

1964 年 4 月 25 日住院治疗。

主诉：脸面、肢端皮肤发硬，紫绀 5 年。

现病史：1958 年第 1 胎足月顺产后，约经半年，当时适居东北，气候寒冷，双手指关节肿胀，但未见紫绀。1960 年每遇寒冷肢端即现紫绀，握拳时不能紧握，且肢端皮肤亦见发硬。1962 年指端皮肤发硬，扭衣扣时亦觉困难，且脸部皮肤发紧，伴有轻度浮肿。1963 年第 2 胎分娩后，病情加重，脸部皮肤发硬缺乏表情，尤以脸下半部为明显。当时某医院诊断：肢端性硬皮病，雷诺氏征。经用青霉素、普鲁卡因、维生素 B_{12}、EDTA 等药治疗，未见明显改善。

入院时检查：脸面部皮肤紧张、发硬、光泽、失去弹性，举眉时前额尚见皮肤皱纹，鼻及双颊下面部肌肉活动受限制，脸部缺乏表情，上唇变薄但尚可闭口，耳廓皮肤亦现紧硬，双手握拳不紧，双手背、前臂、上臂伸侧发硬不能捏起、有蜡样光泽。

脉沉细，舌质淡，苔净。

西医诊断：弥漫性硬皮病。

中医诊断：皮痹。

证属：风寒湿之邪，阻于经络，以致痹滞不行；营卫失和，阳气虚不能达于四末，以致肢端凉而发紫，脸面手臂等皮肤发硬。

治则：温经通络，和营活血。

药用：桂枝 9 克　干姜 3 克　白芥子 3 克　炒白术 9 克　羌独活各 9 克　桑寄生 9 克　防风己各 9 克　伸筋草 9 克　桑枝 15 克　丹参 9 克　炒赤芍 9 克　怀牛膝 9 克。后以上述基本方加减，如当归、鸡血藤、连翘、桃仁等。住院 3 个月，服药 80 余剂。同时外用桂枝 30 克、松节 30 克、炒赤芍 15 克、细辛 9 克、桑枝梗 30 克，煎水 2000 毫升，乘热浸渍患处，1 日 2 次，每次 20 分钟。出院时病情已有好转，笑时脸部皱纹增多、加深，且较前自然。双前臂及手背部皮肤亦较前软润，双手握力正常，能从事正常工作。

1974 年复查，皮肤已基本变软，参加工厂工作已多年。

患者于产后半年发病，谅因产后气血两损，受寒受冻，经络痹阻，阳气虚不能达于四末，而现脸面手臂皮肤发硬，肢端紫绀等症。住院 3 个月，始终以温经通络，和营活血图治，病情得以控制、好转，很快恢复工作。

【按语】 硬皮病的特点为初期浮肿，继而硬化，后期萎缩。以往认为是一种胶原性疾患，目前认为系自身免疫性疾病。迄今尚无满意的疗法。朱老医生认为硬皮病属于中医痹症范畴，古有"皮痹"之称。其发病机制，内因为气血两虚，肾阳不足，卫外失固；外因为风寒湿邪乘虚而入，阻于经络肌表血脉之间。痹者闭也，阻塞不通，气血瘀着，运行不利，营卫失和，而致皮肤顽硬，形如制革，关节屈伸不利，手僵足挺，重则状如尸蜡。阳气不能达于肢末则发绀，筋失所养则口不能开阖。

在治疗上，朱老医生强调，应从痹症的角度来考虑，以治痹症的主方——独活寄生汤化裁。常用当归、川芎、丹参、赤芍、红花活血祛瘀；独活、寄生、防己祛风除湿；鸡血藤、伸筋草、牛膝、桑枝通行经络；地骨皮以皮行皮。肢端紫绀发凉，重用温补肾阳之品，如巴戟天、仙茅、仙灵脾、胡芦巴、菟丝子等可选用。后期病情稳定，或现萎缩，治宜补气活血、温经通络，前方加用太子参、黄芪、熟地、熟附、桂枝之类。

上举病例，均以此方化裁施治，取得较好疗效，尤以限局性硬皮病疗效明显。三例年龄较小患者，收效似较成年患者为快。

结节性动脉周围炎（2例）

〔例一〕 张某，女，38岁，简易病历，初诊日期：1974年7月17日。

主诉：两大腿出现结节疼痛1年多。

现病史：在1973年3月下旬发现右大腿内侧疼痛，并出现玉米大小的皮下结节，1月后又增多1个。病理组织检查，诊断为结节性动脉周围炎。曾口服强的松未见效果。半年后又出现四个触疼性结节且逐渐增多。结节疼痛呈阵发性，活动后即加重，甚至影响睡眠。于同年11月30日在新疆某医院治疗，当时检查两大腿内侧，均触及黄豆大的皮下结节多个。心前区听到Ⅲ级收缩期吹风样杂音，血压148/108毫米汞柱。胸透、心电图正常。再次活检，确诊为结节性动脉周围炎，住院3个月，口服强的松，每日30毫克，及氯化喹宁等。

检查：两大腿内侧可摸到散在黄豆大之皮下结节多个，压痛明显。

脉弦细，舌苔薄布。

中医诊断：瓜藤缠。

西医诊断：结节性动脉周围炎。

证属：营卫不和，气滞血瘀，瘀阻脉络，不通则痛。

治则：活血软坚。

药用：归尾9克　赤芍9克　昆布9克　海藻9克　山豆根9克　夏枯草15克　草河车9克　桃仁9克　红花9克 7剂水煎服。

二诊：（7月24日）两腿疼痛减轻，按之可摸到结节，行动不利。继以前方加理气药，香附9克、陈皮6克，6剂，水煎服。

三诊：（8月3日）仍诉疼痛，结节缩小如绿豆大。上方加地龙9克、牛膝9克，嘱服10剂。

四诊：（8月13日）症情日见稳定，疼痛已轻，结节已不明显。仍服前方10剂。

五诊：（8月23日）近日又觉两腿内侧疼痛，走路欠利，结节不明显。仍以通络活血，软坚消肿。

药用：当归9克　赤芍9克　地龙9克　桃仁9克　红花9克　昆布9克　海藻9克　香附9克　牛膝9克　夏枯草9克　蚤休9克　7剂，水煎服。

药后减轻，患者要求回新疆继服上方。

1975年5月1日：患者妹妹来京之便，称其姊回新疆后继服上方50余剂，腿肿已消，外观正常，触之仍存小结节未完全消退，但未见新的结节发生。遵照前方配成蜜丸，继续服用，以资巩固。

1975年12月追踪随访：本人回信称经去年在京治疗后，有较好效果。即于去年9月份重返工作岗位，按服带回处方50余剂，后因结节已小，疼痛亦不甚而停服。今年入冬后左大腿稍感坠痛，劳累时为甚，原有小的结节尚存在，压痛不明显。

本病又称为结节性全动脉炎或结节性多动脉炎，一般认为它属于结缔组织疾患。临床上有些学者主张分为皮肤型和内脏型二种。所谓皮肤型，认为主要侵犯皮肤，皮疹可见结节性、紫癜性或坏死性，以结节为多见，结节大小如豆粒大，皮色潮红呈青褐色，有时自觉疼痛。中医称"瓜藤缠"，认为系气血瘀滞于经脉络道所致，瘀为有形之物，故临床上出现大小不等之结节，气血瘀滞不通则痛，故出现疼痛症状。朱老医生治疗本病以活血化瘀、通经活络为主。用当归、桃仁、红花、赤芍活血化瘀，佐以香附、陈皮理气，气为血之帅，气行血亦行；牛膝、地龙通经活络；昆布、海藻、山豆根、夏枯草、蚤休等软坚散结。

〔**例二**〕 苑某，男，21 岁，外院会诊病历，会诊日期：1967 年 2 月 15 日。

主诉：患高血压 4 年，左足第 4、5 趾坏死已 2 个月。

现病史：患高血压 4 年，1 年来全身浮肿、尿少，近 2 个月来左足第 4、5 趾出豆大结节，发红疼痛，继之皮肤呈黑色，患趾呈阵发性剧烈疼痛，经常痛得大汗淋漓，四肢厥冷，心慌心悸，而于 1967 年 1 月 13 日在某医院住院治疗。

检查：血压 180/120 毫米汞柱，平卧，无呼吸困难，心界向左扩大，心尖区一级吹风样收缩期杂音，主动脉区收缩期吹风样及三级舒张期隆隆样杂音，心率 80 次／分，肺（－），肝肋缘下 4.5 厘米，剑突下 10 厘米，下肢可凹性水肿（＋），左足第 4、5 趾及右跖面呈部分坏死，无压痛，足面发凉，周围红色浸润。双足背动脉搏动良好。

治疗经过：经用利血平、洋地黄毒苷和通脉液等药物，全身症状有所好转，但足趾坏死日趋严重，曾作腰交感神经封闭无效，需用麻醉药杜冷丁才使疼痛缓解。左足第 4、5 趾呈干性坏死，趾间亦侵及，第 2 趾间跖面，呈点状坏死。经院内外会诊，认为目前疼痛剧烈，左足趾功能已消失，如果不手术，可能继发感染，蔓延越广；鉴于以上适应证，需手术治疗从踝关节起截除。由于患者家属不同意作此手术，先作局部切开排液，在左足背第 4 趾跖骨近趾骨处横切，切除较多坏死组织和排出稠脓，因引流不畅作纵形切开，使成"丁"字口，大部脓液排出，用凡士林纱布填塞。

次日请朱仁康老医生会诊。

脉虚大，舌淡而胖，苔薄腻。

西医诊断：结节性动脉周围炎。

证属：气虚血滞，瘀阻络脉，不通则痛，热胜肉腐。

治则：补气活血，通络止痛。

药用：黄芪30克　炙乳没各9克　香附9克　赤芍12克桃仁12克　红花9克　干地龙9克　鸡血藤30克　怀牛膝9克　参三七3克（研末冲）

每日 1 剂水煎服，另服醒消丸每日 3 次，每次 3 克内服。

二诊：（2 月 24 日）经内服中药和局部切开排脓后，全身症状及足趾疼痛均见明显减轻，脓液培养为大肠杆菌，外用链霉素、氯霉素溶液湿敷，连续用药 9 天，伤面肉芽新鲜。特别明显的效果是右足第 2 小趾色黑处已转红，有少量黄色脓液分泌物，有臭味。上方去参三七，10 剂。

三诊：（3 月 3 日）　病情渐有好转，已少汗出心悸，四肢转温，浮肿减退。伤面肉芽红活，生长良好，换药时疼痛已不显，二足趾干性坏死处较前干燥。

药用：黄芪30克　当归30克　炙乳没各9克　香附9克
党参15克　赤芍12克　桃仁9克　红花9克　干地龙9克
鸡血藤30克　金银花15克　怀牛膝9克　水煎服，另服醒
消丸每日3克。

四诊：（4月17日）两足趾坏死，一个已脱落，一个
尚未脱落，疮口不大，未觉疼痛，偶有心跳出汗，脉苔如
前。尚有气虚血滞之象，治拟益气行血，清解余毒。

生炙黄芪各15克　当归15克　赤白芍各9克　忍冬藤
15克　生甘草9克　党参12克　红花9克　鸡血藤15克
怀牛膝9克　香附9克　络石藤9克　水煎服。

患者连续服药20剂，诸证平稳，伤面愈合出院。

朱老医生当时看过患者，认为病情比较严重：全身
浮肿，面色苍白，大汗淋漓，四肢厥冷，有气虚欲脱现
象；两趾已腐黑坏死，疼痛剧烈，足背亦呈青黑，随时
有毒邪上延之势，属于中医所称"脱疽"范畴。考虑
重用黄芪，补气回阳，固表止汗，利水退肿；并用当
归、牛膝、地龙、鸡血藤、桃仁、红花使通行经络，活
血祛瘀；佐以三七、乳没，配合醒消丸，活血止痛。使
血瘀去，经络通，通则不痛，药后病情有明显好转，诸
证均轻，肢冷转温，疼痛缓解，坏死局限。本例患者经
中西医配合治疗，最后免于截肢，转危为安。

天疱疮（2例）

增殖性天疱疮（1例）

王某，女，23岁，未婚，简易病历，初诊日期：

1975 年 3 月 20 日。

主诉：腋下、前胸、后背出现红斑、水疱 1 年。

现病史：1 年来开始于腋下，继之前胸、后背相继出现红斑水疱，有瘙痒感。红斑一天后即现水疱，水疱如绿豆、蚕豆大小，往往几个水疱融合一起，疱易破，破后即不痒，结黄色痂，痂脱后呈黯褐色色素沉着，口腔粘膜未发现水疱。自觉疲倦乏力，周身不适，无发烧、口渴思饮。

检查：腋下、胸背、腹部可见结痂，呈增殖性损害，大部呈黯褐色色素沉着斑，病理诊断符合增殖性天疱疮，舌尖红，苔薄白，脉沉细。

中医诊断：天疱疮。

西医诊断：增殖性天疱疮。

证属：脾经有湿，胃腑有热，湿热相蒸，发为疱疮。

治则：健脾理湿，清热解毒。

方药：苍术 9 克　陈皮 6 克　茯苓皮 9 克　泽泻 9 克　猪苓 9 克　六一散 9 克（包）　丹皮 9 克　赤芍 9 克　银花 9 克　连翘 9 克

7 剂，水煎服。来诊时每日服强的松 20 毫克，嘱继服。

二诊：（1975 年 3 月 31 日）病情尚见稳定，主诉手足有些抽搐现象。上方加豨莶草 9 克、海桐皮 9 克。强的松每日改为 15 毫克。

三诊：（1975 年 4 月 11 日），未见水疱，口不干。继服前方 7 剂。强的松改为每日 10 毫克。

四诊：（1975 年 5 月 27 日）近期未再起疱，证趋平稳，仍服 3 月 31 日方，强的松改为每日 5 毫克。

五诊：（6 月 30 日）停服激素，自觉心慌，尚未见水疱，继服原方 14 剂。

六诊：（7 月 31 日）停服激素后，又起少许水疱，又服强的松每日 5 毫克。上方加黄柏 6 克，服 14 剂。

七诊：（9 月 12 日）病情稳定，服强的松每日 2.5 毫克，未见新起皮损，继续服前方。

八诊：（10 月 31 日）停服激素 1 月余未再起水疱，胸前留有痂皮 2 处，日久犹未脱落，服丸药以资巩固。

苍术 45 克　陈皮 30 克　赤苓 45 克　泽泻 45 克　赤芍 45 克　蚤休 45 克　夏枯草 45 克　生甘草 30 克

研末水泛为丸，每日 2 次，每次 9 克。

家族性良性慢性天疱疮（1 例）

沈某，男，47 岁，简易病例，初诊日期：1973 年 12 月 12 日。

主诉：四肢和双腋下、腹股沟出现水疱 20 年。

现病史：20 年来于四肢和双腋下、腹股沟等部位经常反复出现集簇之水疱，疱易破，破后糜烂、结痂，发病约 3 周后可缓解。留有色素沉着，但不久又在原处复发水疱，周而复始，皮损逐渐扩大，轻度瘙痒，夏季汗后加重。父亲有同病。

检查：四肢、双腋下、腹股沟、腰部可见群集之水疱，大如豌豆，小如针头。部分结痂稍有脱屑，大部分呈片状黯褐色色素沉着斑，皮损以皱摺处为多，皮肤稍干燥。尼氏征阳性，经病理诊断为家族性良性天疱疮。舌质红，苔光，脉细滑。

中医诊断：蜘蛛疮。

西医诊断：家族性良性慢性天疱疮。

证属：初起湿热浸淫，日久伤阴耗血，血虚生风，风胜则燥。

治则：滋阴除湿。

药用：生地30克　玄参9克　麦冬9克　茯苓9克
泽泻9克　丹皮9克　山药9克　忍冬藤9克　白鲜皮9克
生甘草6克

共服药13剂。

二诊：（12月27日）药后未起水疱，但周身皮肤发痒，改用滋阴润燥，养血熄风。

生熟地各12克　首乌12克　当归9克　丹参9克　苍术9克　麻仁9克　白蒺藜9克　玄参9克　忍冬藤9克
生甘草9克　10剂。

三诊：（1974年1月10日）近期未起水疱，病情日趋稳定，上臂仍脱鳞屑，发痒已轻，舌苔薄布，脉细弦滑。嘱仍服前方，服30剂。

四诊：（1974年3月18日）近日胸背又起水疱几个，两肘皮肤浸润，尚感瘙痒，前方去麻仁，服12剂。

五诊：（5月9日）症情已稳定，不再起水疱，仍服前方7剂。

六诊：病情稳定，不再起水疱，舌苔净。宗前方加地肤子9克，水煎服7剂。

七诊：（1975年11月14日）去年药后和今年夏天基本上不起水疱，今冬皮肤刺痒，服丸药方巩固疗效。

生地90克　黄芩60克　玄参60克　泽泻90克　丹参60克　丹皮30克　地肤子30克　甘草30克

研末为蜜丸，每丸9克，早晚各服1丸。

疱疹样皮炎（2 例）

〔**例一**〕 孙某，男，48 岁，简易病历，初诊日期：1975 年 7 月 19 日。

主诉：全身出现红斑，水疱 4 年。

现病史：从 1971 年 7 月开始，躯干、四肢不断出现红斑、水疱，时轻时重，从不间断。从开春后皮损逐渐增多，以夏季为最重，秋冬季较轻，一年四季均有皮损。最近头部也见类似损害。初起水疱从小米粒大→黄豆→蚕豆大，从开始到结痂为 2 周左右，瘙痒甚剧，疱壁擦破后痒即减轻。口腔糜烂，严重时影响进食，服类固醇激素期间症状减轻。

检查：口腔两颊粘膜可见几处散在之糜烂面，躯干、四肢可见散在群集之水疱，大如蚕豆，小如针头，疱液清澈，尼氏征阴性，部分结黄痂，留有大片深褐色色素沉着，未见丘疹风团样损害，舌苔白腻，脉弦。

中医诊断：天疱疮。

西医诊断：疱疹样皮炎。

证属：心经血热，脾经有湿，湿热内蕴，外发疮毒。

治则：除湿清热解毒。

方药：黄芩 9 克　赤苓 9 克　泽泻 9 克　生薏仁 9 克　银花 12 克　蚤休 9 克　连翘 9 克　白鲜皮 9 克　地肤子 9 克　丹皮 9 克　赤芍 9 克　生地 30 克　3 剂，水煎服。

二诊：（1975 年 7 月 22 日）仍反复起水疱，瘙痒甚剧，舌淡，苔薄白，脉弦细滑。由于日久伤阴耗血，改拟滋阴除湿法。

生地 90 克　玄参 90 克　丹参 60 克　茯苓 60 克　泽泻 60 克　蛇床子 30 克　白鲜皮 60 克　甘草 30 克

研末，为蜜丸，每丸 9 克，日服 2 丸。

外用湿疹粉（134）30 克，麻油调敷。

三诊：（1975 年 8 月 15 日）病情比较稳定，起疱较少，尚痒。继续服丸药方。

四诊：（1975 年 10 月 6 日）病情日趋稳定，疱疹已不多，少许结痂，大部为深褐色色素沉着。继服前方丸剂。

〔例二〕　朱某，男性，48 岁，初诊日期：1974 年 4 月 1 日。

主诉：全身皮肤起疱疹已 2 年余。

现病史：2 年来周身起群集大小不等之红斑、水疱，瘙痒颇剧，部分搔破后留有瘢痕，有时口腔起小疱疹，四季均发，以夏季为重。

检查：全身皮肤，尤以躯干部皮肤起多数小片红斑或群集大小不等之水疱，部分结痂，瘢痕形成。

脉右细滑，左反关脉弦，舌质淡紫，苔净。

中医诊断：天疱疮。

西医诊断：疱疹样皮炎，除外寻常性天疱疮。

辨证：心经有热，脾经有湿，湿热内蕴，外发疮毒。

治则：凉血清热，利湿解毒。

方用：马齿苋 60 克　赤苓 9 克　黄芩 9 克　蚤休 9 克　丹皮 9 克　赤芍 9 克　忍冬藤 15 克　白鲜皮 9 克　生甘草 6 克　水煎服 14 剂。

二诊：（4 月 21 日）药后疱疹大部消退，瘙痒已轻。脉右细弦滑，左弦，舌质红苔净。前方加知母 9 克，生石膏 15 克，大青叶 15 克。

三诊：（5 月 8 日）近日又有新起疱疹，但数目较少，发作间隔时间变长。脉弦滑，舌苔薄黄，仍以凉血清解为主。

方用：生地 30 克　丹皮 9 克　赤芍 9 克　马齿苋 30 克 蒲公英 15 克　银花 9 克　黄芩 9 克　蚤休 9 克　生甘草 6 克 大青叶 9 克　水煎服 20 剂。

四诊：（6 月 20 日）入夏新起疱疹，较前多些，脉苔如前，重用清解利湿之剂。

方用：马齿苋 60 克　赤苓 9 克　泽泻 9 克　公英 15 克 忍冬藤 15 克　连翘 9 克　黄芩 9 克　丹皮 9 克　赤芍 9 克 蚤休 9 克　生甘草 6 克　夏枯草 9 克　水煎服 14 剂。

五诊：（7 月 10 日）近起疱疹不多，口干喜饮，脉细弦滑，苔薄净。原方去夏枯草，加玄参 9 克。

六诊：（8 月 15 日）口腔仍起水疱，后背部也起疱疹，数目少。改服土茯苓丸（67），日 2 次，每次 3 丸。

七诊：（8 月 31 日）病情稳定，躯干疱疹已少，只起小水疱，口糜未愈，继服土茯苓丸，日 2 次，每次 4 丸。外用锡类散搽口腔粘膜。

八诊：（9 月 26 日）皮疹已基本平伏，停药半月只起 2 个水疱，口糜已好，嘱继服土茯苓丸观察。

上举病案 4 例，在诊断上，根据西医辨病，可分为 3 种不同的病。在治疗上，根据中医辨证论治的原则，例一、例三初起都属湿热证，但日久已转化为阴伤血燥，均以养血滋阴润燥为治，此谓异病同治；例二、例四同为湿热类型，但例二湿重于热而治以理湿为主，例四热重于湿而治以清热为主，又为同型异治。

附：天疱疮论治

中医所称"天疱疮"，范围较广，凡见大疱性损害的，均可称"天疱疮"，包括现代医学所称各型天疱疮、类天疱疮、家族性良性天疱疮以及疱疹样皮炎、新生儿脓疱疮在内。中医又有称"火赤疮"、"蜘蛛疮"者，亦属于天疱疮之类。

〔病因病机〕　由于心火内炽，脾湿浸淫，血热内湿相感而成；或婴儿胎火，外受暑湿毒邪所致。

〔症状〕　①天疱疮初起为白色燎浆水疱，小如黄豆，大如棋子，延及遍身，疼痛难忍（见《外科大成》）。②色赤者为火赤疮，若顶白根赤名天疱疮。俱延及遍身，焮热疼痛，未破不坚，疱破毒水津烂不臭（见《医宗金鉴·外科心法要诀》）。③蜘蛛疮，生于皮肤之上，如水窠仿佛，其色淡红微痛，三三两两一群攒聚，宛似蜘蛛，故以蜘蛛名之。此疮虽轻，然生于皮肤，终年不愈，亦可憎之疮也（见《外科秘录》）。

〔辨证论治〕　临床上可分下述几型：

1. 毒热型　多见于寻常性天疱疮及新生儿天疱疮。

证属：心火妄动，血热内盛，或胎火与暑湿毒邪相感。

症见：遍身大小不等燎浆水疱，全身发热，重者壮热。脉洪数，舌质红，苔黄。

治则：凉血清热败毒。

方剂：清瘟败毒饮（45）加减。

药用：广犀角末6克(冲)　生地30克　丹皮9克　赤芍9克　黄连6克　黄芩9克　山栀9克　知母9克　生石膏30克　生甘草6克　大青叶9克　银花30克　连翘9克　（婴儿药量减半）

方义：犀角（水牛角代）、生地、丹皮、赤芍凉营清热；黄连、黄芩、山栀、大青叶苦寒清热；知母、生石膏清肌热；银花、连翘、甘草清热解毒。

2. 阴伤型　多见于寻常性天疱疮、疱疹样脓疱疮等。

证属：热伤阴液。

症见：常起大疱，壮热，历久不退。脉细数，舌绛，苔光剥。

治则：滋阴清热，凉营解毒。

方剂：增液解毒汤（17）加减。

药用：生地30克　玄参9克　麦冬9克　石斛9克　炙鳖甲12克（先煎）　银花15克　生甘草6克　丹皮9克　赤芍9克　花粉9克　水煎服。

方义：玄参、麦冬、花粉、石斛、鳖甲滋阴清热；生地、丹皮、赤芍凉血清营；银花、甘草清热解毒。

3. 湿热型　多见于红斑性天疱疮、增殖性天疱疮、家族性良性天疱疮等。

证属：心火内郁，脾经有湿，湿热相感。

症见：常起水疱、红斑、结痂等。脉濡滑带数，舌苔黄腻不化。

治则：健脾利湿，清热解毒。

方剂：除湿胃苓汤或清脾除湿汤（47）加减。

药用：苍白术各9克　陈皮6克　猪苓9克　赤苓9克　泽泻9克　生薏仁12克　厚朴6克　炒山栀9克　蚤休9克　马齿苋15克　六一散9克（包）　丹皮9克

方义：苍白术、陈皮、厚朴、薏仁健脾理湿；猪苓、赤苓、泽泻、山栀、六一散利湿清热；蚤休、马齿苋清热解毒。

后期病情稳定，舌苔黄腻渐化而见舌苔光净，而有日久伤阴之象，可改用滋阴除湿汤（3）。

4. 风湿热型　可见于疱疹样皮炎等症。

证属：湿热内蕴，外受于风。

症见：起成批丘疹、水疱，瘙痒无度。脉弦滑带数，舌苔薄黄腻。

治则：利湿清热，祛风止痒。

药用：黄芩9克　茯苓9克　泽泻9克　炒薏仁9克　豨莶草9克　海桐皮9克　地肤子9克　苍耳子9克　苦参9克　荆芥9克　六一散9克（包）　白芷6克

方义：黄芩、茯苓、泽泻、薏仁、六一散利湿清热；荆芥、豨莶草、海桐皮、白芷祛风除湿；苦参、苍耳子、地肤子除湿止痒。

加减：痒重时加用乌蛇、全虫、皂角等药。

外用：青白散（129）香油调搽。

痤疮（2例）

玫瑰痤疮、须疮（1例）

〔例一〕　张某，男，43岁，简易病历，初诊日期：1975年8月4日。

主诉：口鼻周围反复出现脓疱10余年。

现病史：10年前开始于鼻尖部出现小红疙瘩，渐延及鼻翼部及颊部，后又发展到下颌部及口唇周围，先为丘疹损害，后多变为脓疱，时轻时重，缠绵不愈。口唇周围起脓疱，疼痛，严重时影响张口，进食困难。

检查：鼻准、鼻翼及两颊部集簇之丘疹，潮红，浸润性损害。在口唇周围可见集簇之脓疱，基底部红肿。

脉弦滑，舌质红，苔黄腻。

中医诊断：羊胡疮。

西医诊断：①玫瑰痤疮。②须疮。

证属：脾胃湿热，上熏于肺。

治则：燥湿、清热、化毒。

药用：马尾连9克　黄芩9克　丹皮9克　赤芍9克　银花9克　连翘9克　蚤休9克　生甘草6克　苍术9克　3剂，水煎服。

二诊：（8月7日）药后仍起脓疱。治拟凉血清热，燥湿清肺。

药用：生地30克　丹皮9克　赤芍9克　枇杷叶9克　桑白皮9克　知母9克　生石膏30克　马尾连9克　大青叶9克　苍术9克　陈皮9克

共服12剂。

三诊：（8月22日）药后鼻准部潮红减轻，丘疹减少，口唇周围仍不断出现新的脓疱。

治则：清脾燥湿为主。

方药：苍术9克　陈皮9克　黄芩9克　马尾连9克　赤芍9克　泽泻9克　银花9克　生甘草6克　6剂，水煎服。

四诊：（8月28日）鼻颊部痤疮已大部消退，口周围脓疱亦已少起。大便不畅。

宗前方，加生石膏30克、大青叶9克，6剂。加服大黄䗪虫丸10丸，每日早晚各服1丸。

五诊：（9月4日）脓疱基本不起，嘱继服前方，并配合大黄䗪虫丸，每日2丸，以巩固疗效。

囊肿性痤疮（1 例）

〔例二〕　刘某，男，21 岁，简易病历，初诊日期：
1973 年 1 月 20 日。

主诉：脸面出现痤疮疙瘩成囊肿状，已 3 年。

现病史：3 年来脸面经常出现痤疮，开始起黑头粉
刺，面部油多发亮，并起脓疱及囊肿，痒疼相兼，挤出
脓后形成瘢痕疙瘩，时轻时重，缠绵不断，屡治无效。

检查：脸面颊部可见密集之黑头粉刺，散在脓疱、
囊肿，成萎缩性瘢痕。两颔部可见瘢痕疙瘩，皮脂溢出
明显。颈部、前胸、后背亦见多数类似之损害。脉弦
滑，舌质红绛。

中医诊断：面疱。

西医诊断：囊肿性痤疮。

证属：脾胃积热，熏蒸于肺，日久痰瘀积聚成疮。

治则：凉血清热，消痰软坚。

药用：生地 30 克　丹皮 9 克　赤芍 9 克　公英 15 克
蚤休 9 克　夏枯草 9 克　昆布 9 克　海藻 9 克　炒三棱 9 克
炒莪术 9 克

先后服 21 剂，逐渐趋轻，囊肿较平，已不常起脓
肿，后即改制成丸剂，便于长期服用。方如下：

生地 60 克　丹参 60 克　赤芍 60 克　昆布 30 克　海藻
30 克　炒莪术 60 克　公英 60 克　蚤休 60 克　夏枯草 60 克
研末，水泛为丸，日服 2 次，每次服 9 克。

服丸剂 2～3 月后，面部囊肿，大致趋平，明显
改善。

【按语】　痤疮，中医称"肺风粉刺"或"酒刺"。
女性有的与擦劣质化妆品有关，故称"粉刺"；男性与

吸烟喝酒及吃刺激物有关，故称"酒刺"。"面皰"者，相当于囊肿性痤疮。《外科正宗》说："肺风、粉刺、酒皶鼻三名同种。"可见我国古代医家已观察到痤疮、酒皶鼻之类，是同属于毛囊皮脂腺炎性一类疾患。

辨证论治　可分为二型：

1. 肺风型

证属：过食油腻，脾胃积热，上熏于肺，外受于风。

症见：面起红丘疹，挤之有粉渣。脉细滑，舌质红，苔薄黄或薄布。

治则：清理肺胃积热。

方剂：枇杷清肺饮（52）加减。

药用：生地 30 克　丹皮 9 克　赤芍 9 克　枇杷叶 9 克 桑白皮 9 克　知母 9 克　黄芩 9 克　生石膏 30 克　生甘草 6 克

加减：大便干燥加大黄 6 克（后下）、大青叶 9 克，或配合服栀子金花丸（90）或大黄䗪虫丸（89）。

2. 痰瘀型　囊肿性同时有瘢痕疙瘩损害。

证属：痰瘀交结。

治则：活血化瘀，消痰软坚。

方剂：化瘀散结丸。

药用：归尾 60 克　赤芍 60 克　桃仁 30 克　红花 30 克 昆布 30 克　海藻 30 克　炒三棱 30 克　炒莪术 30 克　夏枯草 60 克　陈皮 60 克　制半夏 60 克

研细末，水泛为丸，每日 2 次，每次服 9 克。

外治法：

1. 颠倒散（140）每日晚上用茶水调后搽 1 次，白天可洗掉。

2. 去斑膏（117）每日外搽 1 次。

防治：轻者有自愈倾向，可用热水肥皂洗面，减少油脂。感染时不宜挤压，以免感染扩散。少食油腻脂肪、糖、酒、辛辣之物，多吃水果蔬菜。保持消化良好，大便畅通。

酒皶鼻（1 例）

郭某，女，44 岁，简易病历，初诊日期 1965 年 4 月 25 日。

主诉：鼻部发红 2 年多。

现病史：2 年前不明原因，鼻部开始出现粟粒样皮疹，潮红，有皮脂溢出现象，继则出现脓疱。在精神紧张、情绪激动和进餐时潮红更见明显。曾内服中药，外用擦药，未见效果。月经不调，色紫量多。

检查：鼻准、鼻翼及两颊部皮肤潮红，皮脂溢出，毛孔扩大，毛细血管扩张。并有脓疱性痤疮损害。

脉细滑带数，舌质红，苔微黄。

诊断：酒皶鼻。

证属：肺经血热。

治疗：凉血清热。

药用：生地 30 克　当归 9 克　赤芍 9 克　丹参 9 克　陈皮 9 克　黄芩 9 克　红花 9 克　生甘草 6 克　7 剂，水煎服。

外用去斑膏（117）每日搽 1 次。

二诊：（5 月 3 日）药后见明显减轻。嘱继服前方及外用药。

1970 年 2 月来称：5 年前曾来门诊治疗酒皶鼻，共服药30余剂，并外用搽药，痊愈后至今未见复发。

【按语】　酒皶鼻又名"赤鼻"，俗称"红鼻子"、"糟鼻子"。可分下述二型：

1. 肺火型　多见于初期。由于过食茶酒、油腻辛辣刺激物，胃热熏蒸，肺经血热。症见鼻尖及鼻翼潮红，舌质红，苔黄，脉细滑。治则同上节肺风型。

2. 血瘀型　见于中期及后期。由于日久风寒外束，血瘀凝结。症见鼻先红而后紫黯，舌紫苔薄白，脉细涩。

治则：先用凉血、活血清热，以凉血四物汤。方用：

干地黄15克　当归尾12克　川芎6克　赤芍9克　陈皮9克　红花9克　黄芩9克　甘草6克

后用活血祛瘀，以通窍活血汤。方用：

当归尾12克　炒赤芍15克　桃仁9克　川芎9克　生姜3片　葱白3寸　大枣7枚　另用麝香0.3克（布包煎）（或用石菖蒲9克代）每日1剂。

日久不愈，加用大黄蟅虫丸（89），每日2丸。

外用：颠倒散（140），或去斑膏（117），或选用下方：

1. 水银1.5克　胡桃肉9克　大枫子10个去壳

共捣如泥，青布包好，扎紧，搓患处，每日3～5次。

2. 硫黄15克　杏仁6克

研烂。另加轻粉3克，先研细，再一起研匀。临卧时用萝卜汁调敷，每日1次，早晨洗去。

防治：忌食浓茶、酒类、咖啡等浓烈刺激性物品。便秘者宜服通便药。

全秃（2例）

〔例一〕 单某，女，23岁，简易病历，初诊日期：1974年11月20日。

主诉：头发全部脱落1年多。

现病史：于1973年10月突然发现头发脱落三四片，无明显原因，此后心情着急，接着头发大片脱落，不到2个月头发全部脱光，眉毛亦然。称头发未脱之前，头皮有1片白发。

检查：头发、眉毛全部脱落，头皮发亮，可见散在之少数小白毳毛。在原长白发处可见一片5厘米×7厘米大小的白斑。

脉弦细，舌质淡，苔薄白。

中医诊断：油风。

西医诊断：全秃。

证属：气血不和，发失所养，风动发落。

治则：滋养肝血，活血消风。

丸方：生熟地各120克　黑芝麻120克　当归90克　茜草60克　紫草60克　姜黄60克　白鲜皮60克

研末，炼蜜为丸，每丸9克，日服2～3丸。

二诊：（1975年1月17日）服上方1料后，头发已完全生长，发根已黑，头发顶端尚白，头皮白斑处亦见部分转黑。嘱仍服前丸药方加侧柏叶30克，1料。

三诊：（3月3日）药后头发长得密而粗，有光泽，头发顶端转黄。前丸方去白鲜皮加何首乌60克，黄芪60克，研末蜜丸，1料。

四诊：（6月24日）头发顶端尚未完全转黑。仍以前丸方加旱莲草 30 克，女贞子 30 克，为蜜丸，1 料继服。

〔**例二**〕 邹某，男，30 岁，技术员，病历号 215862，初诊日期：1967 年 8 月 15 日。

主诉：头发全部脱落 1 月余。

现病史：1 月前头发突然大片脱落，占全头三分之一，以后继续脱发，布及全头。患者未有忧、思、悲、恐、惊等因素，胃纳、睡眠一般，无家族史。

检查：头发全部脱落，略有白色毳毛。眉毛、腋毛、阴毛未见明显脱落。

脉弦细，舌质淡，苔薄白。

中医诊断：油风。

西医诊断：全秃。

证属：气血不足，发失所养。

治则：益气养血。

药用：黄芪 12 克　炒白术 9 克　党参 9 克　当归 9 克　白芍 9 克　首乌 9 克　茯苓 9 克　菟丝子 9 克　生甘草 6 克　每日 1 剂。

每日配合服补中益气丸 1 包，夏枯草膏 30 克。

药后逐渐长出黑发，以后间断服药，从前方增损（先后用川芎 6 克，熟地 12 克，羌活 9 克，木瓜 9 克，首乌 15 克）。半年后，发已大部长出。

附：脱发、白发论治

圆形脱发，又称"斑秃"，俗称"鬼舐头"。《医宗金鉴》名为"油风"。其实油风之症，亦包括脂溢性脱发在内。

〔病因病机〕

1. 据《内经》说：血气盛则肾气强，肾气强则骨髓充满，故发黑；血气虚则肾气弱，肾气弱则骨髓枯竭，故发白而脱落。此由于血气虚、肝肾虚所致。

2.《儒门事亲》说："年少发早白落或白屑者，此血热而太过也。"此指脂溢性脱发及少年白发。又青少年血气方刚，性情易于激动，易致斑秃，亦属于血热生风。

3.《医宗金鉴·外科心法要诀》说：油风"由毛孔开张，邪风乘虚袭入，以致风盛燥血，不能荣养毛发"而致，此指斑秃。

〔症状〕

1. 早年脱发　下述两种类型较多：①脂溢性脱发，较多见于青、壮年，亦属于"油风"之类，头皮油多，屑多，痒如虫行，头发稀脱，头顶及前额发渐稀疏，成为秃顶。②妇女产后、大病之后或大失血后，脱发较多，属于气血两虚。

2. 白发　青壮年头发变白，属于血热。老年白发属于正常生理现象。

3. 斑秃　突然头发成片脱落一块或几块，脱发处头皮光亮，经一段时间头发可再长。初见白毳，渐渐变黑，亦有长后又掉。严重时所有头发全部脱落，甚至眉毛、腋毛、阴毛全掉，称为"全秃"。

〔辨证论治〕　以上脱发、白发，可按下述分型论治。

1. 血热型　多见于青少年白发或斑秃。证属血热生风。症见少年发白或突然掉发（斑秃）。脉弦细带数，舌红绛或舌尖红，苔薄黄。治宜凉血清热。

药用：生地60克　当归60克　丹参60克　白芍60克　女贞子30克　桑椹子30克　旱莲草30克　黑芝麻60克

研末，炼蜜为丸，每丸9克，每日早晚各服1丸。

2. 阴血虚型　多见于脂溢性脱发。证属肝肾阴虚或血虚生风。症见头皮痒、屑多或见腰酸腿软，头发日渐稀落。脉弦细，舌质红，无苔。治宜滋阴补肾，养血熄风。

药用：生熟地各60克　何首乌90克　菟丝子30克女贞子30克　当归60克　白芍60克　丹参60克　羌活30克　木瓜30克

研末，炼蜜为丸，每丸9克，早晚各服1丸。

3. 气血两虚型　见于病后、产后的脱发。证属气血大亏，血不上潮，发失所养。症见头发脱落，头顶发稀疏，面色萎黄、唇舌淡白或头晕眼花、心悸气短、失眠等症。脉细无力，舌质淡。治宜大补气血。药用：人参养荣丸，十全大补丸，补中益气丸，八珍益母丸，选用一种。

4. 血瘀型　见于斑秃或全秃。证属瘀血不去，新血不生，血不养发。症见斑秃日久不长或全秃，须眉俱落，或见头疼。脉细涩，舌质紫黯。治宜活血祛瘀。以通窍活血汤（57）加减，或改成丸药。

药用：当归尾60克　赤芍90克　桃仁30克　红花30克　紫草60克　黄芩30克　炒栀子30克

研末，炼蜜为丸，每丸9克，每日早晚各服1丸。

其 他 治 验

紫癜（4 例）

〔**例一**〕　刘某，女，12 岁，病历号 11623，初诊日期：1957 年 9 月 11 日。

主诉：两下肢出现紫红色瘀点已 2 个月。

现病史：2 个月来，先于两小腿下三分之一处出现红色瘀点，不久即变成紫红色斑，隔几天渐消退，但不断反复发生，逐渐增多，大腿部亦出现皮疹，稍感关节痛，两腿无力，容易疲倦。大便间日一行。

检查：两小腿部可见密集蚕豆大小紫红色瘀点，压之不退，大腿及上肢亦见散在之少许瘀点。

脉细滑。舌质红，苔薄黄。

中医诊断：紫斑。

西医诊断：过敏性紫癜。

证属：湿热内蕴，热伤营血，血溢成斑。

治则：利湿清热，凉血止血。

药用：赤芍 9 克　生苡仁 9 克　川柏 4.5 克　丹皮 9 克　黑山栀 4.5 克　黄芩 4.5 克　知母 4.5 克（生石膏 15 克、青黛 1.5 克同打）　忍冬藤 9 克　六一散 9 克（包）　2 剂，水煎服。

外用：忍冬藤 30 克　豨莶草 30 克　地肤子 9 克　桑枝 15 克　煎水温洗小腿部。

二诊：（9 月 13 日）紫斑渐退，留有黄褐色色素沉着。脉细滑带数，舌质红，苔薄布。证属湿渐化而热未清，治以凉营清热。

方药：生地 30 克　丹皮 9 克　赤芍 9 克　知母 4.5 克（生石膏 15 克、青黛 1.5 克同打）　大青叶 9 克　黄芩 9 克　黑山栀 4.5 克　二妙丸 9 克（包）　生甘草 3 克　服 5 剂。

三诊：（9 月 18 日）紫斑消退后偶有新起不多，大便仍间日一行，前方去赤芍、黄芩、山栀，加瓜蒌仁 9 克、侧柏叶 9 克、板蓝根 15 克，服 3 剂。

四诊：9 月 21 日，药后未再新起。

〔**例二**〕 刘某，男，9 岁，简易病历，初诊日期：1973 年 4 月 9 日。

主诉：两小腿部发生瘀点 1 周。

现病史：1 周前扁桃体红肿发炎，伴有高烧 39℃，继之两小腿出现瘀点，四肢关节肿胀酸痛，腹痛阵作。

检查：双侧小腿可见密集如针头大小之瘀点，以胫前部为多，稍高于皮面，压之不退色。腹软，无压痛点，舌红，苔薄白，脉细滑带数。

中医诊断：紫斑。

西医诊断：过敏性紫癜。

证属：风热入营，血溢成斑。

治则：清热凉血祛风。

药用：生地 15 克　丹皮 9 克　赤芍 9 克　蝉衣 4.5 克 荆芥炭 9 克　大青叶 6 克　知母 9 克　忍冬藤 9 克　生甘草 6 克　服 3 剂。

二诊：(4 月 16 日) 双小腿部瘀点已大部消退，四肢关节轻度肿胀，稍有压痛，苔脉同前。原方 3 剂。

三诊：(4 月 19 日) 昨日发烧 39℃ 以上，并起风团发痒，现已消退，偶有腹痛，大便干，舌质红，苔净，脉细滑数。治拟疏风清热。

药用：生地 15 克　赤芍 9 克　荆芥 6 克　防风 6 克 白蒺藜 6 克　蝉衣 4.5 克　浮萍 6 克　木香 3 克　生甘草 6 克 服 3 剂。

1975 年 3 月 26 日追踪复查：谓去年 4 月份双侧小腿部出现紫癜以后，先后曾服中药九剂而愈，至今未犯。

〔**例三**〕 单某，男性，36 岁，简易病历，初诊日期：1972 年 11 月 14 日。

第
一
辑

主诉：双下肢反复起紫癜已年余。

现病史：1 年来，反复于双下肢起紫斑，时轻时重，同时伴有腹痛，便溏，肢凉，活动后加重。

检查：双小腿可见散在紫红色瘀点，部分集簇成片，面色萎黄，血弱失华。查血小板计数在正常范围。脉细滑，舌质淡，苔薄白。

中医诊断：紫斑。

西医诊断：过敏性紫癜。

证属：脾肾阳虚，火不生土，运化无权，脾不统血，血溢成斑。

治则：温阳健脾，补火生土。

药用：熟附子12克　炮姜炭6克　炒白术9克　仙灵脾9克　破故纸9克　茯苓9克　炙黄芪12克　升麻6克　大枣七枚　煨肉蔻6克　水煎服。

二诊：（11 月 27 日）服前方 4 剂后，原有皮损色渐趋淡，但陆续有新皮疹出现。近日因感冒发热，下肢紫癜加多，腹痛阵作。脉滑，舌苔薄白。仍从前方增减，原方加香附6克，荆芥炭9克。

三诊：（12 月 7 日）服前方 5 剂后，皮疹大部消退，但仍有少数新皮损。并见咽部红肿疼痛，证属虚火上炎之象。在前方基础上加用银花炭9克，茜草炭9克，藕节5个，白茅根15克，水煎服。同时服用青果丸、喉症丸。

四诊：（1973 年 2 月 22 日）在此期间，病情基本稳定，但尚见少数出血点，并感全身乏力。劳累后皮疹即见加多。仍宗前方加减，原方加艾叶9克，木香4.5克，乌药4.5克，仙鹤草9克，党参12克，续断9克。

五诊：（3 月 8 日）服药后，病情稳定，偶起少数紫癜，经追询病史，患者有慢性痢疾史，经常大便不成形、纳食不馨。从前方加砂仁 3 克（后下），焦神曲 9 克，陈皮 6 克，改为间日服药 1 剂。

六诊：（1973 年 5 月 4 日）此后间断服药，病情基本痊愈，改服四神丸，以巩固疗效。

〔例四〕 曹某，男，成人，简易病历，初诊日期：1974 年 8 月 2 日。

主诉：两下肢出现紫红色斑 2 周。

现病史：2 周来于两大腿下端和小腿部出现成片紫斑，初为紫红色，逐渐色素加深，轻度瘙痒，曾服通络活血之剂，未见效果。

检查：两大腿下端及两小腿部可见紫红色针头大瘀点，压之不退，并见色素沉着。表面皮肤粗糙，有轻度鳞屑。

脉细滑，舌质红，苔净。

中医诊断：紫斑。

西医诊断：进行性色素性皮病。

证属：风热入络，络伤血溢。

治则：凉血止血，清热解毒。

药用：生地 30 克　赤芍 9 克　荆芥炭 9 克　旱莲草 9克　大青叶 9 克　蚤休 9 克　白鲜皮 9 克　藕节 5 个　6 剂。

二诊：（1974 年 8 月 29 日）药后两腿部紫癜消退，未见新起紫斑，但觉皮肤干燥，瘙痒明显。

归参丸 14 丸，每日 2 丸，早晚各服 1 丸。大枫子油 1 瓶，外搽。

三诊：（9 月 17 日）证如前述，仍见干燥发痒。治以养血、润燥、消风、止痒。

生熟地各 12 克　当归 9 克　玄参 9 克　白蒺藜 9 克　荆

芥9克　麻仁9克　甘草6克　服3剂。

1975年6月4日追踪复查：称去年治疗，服第一方后紫斑全部消退，以后即未见再起。服第二方后发痒减轻，尚见皮肤干燥。日久色素渐消，皮肤润滑而愈。

过敏性紫癜，一般认为是某些过敏物质作用于血管壁细胞引起的变态反应，其血管通透性增加、红血球溢出形成紫癜，可由感染、风湿、胃肠道功能障碍等引起。中医认为由于风热或湿热入络，热伤血络，血溢成斑（如例一、例二），以及运化失健、脾不统血（如例三）。大多数病人有舌质红、脉细滑数等，属于血热，故以凉血清热治之。少数病例，如例三，伴有腹痛便溏，肢凉疲倦，面黄纳呆，脉沉细，苔薄白，一派脾肾阳虚现象，故治疗上以温阳健脾、补火生土为主，使脾运得健，脾能统血，紫癜亦得治。朱老治疗此病着重辨证论治，不是见到紫癜，就以血热一律看待，体现了中医同病异治的特点。

复发性热病性结节性非化脓性脂膜炎（1例）

林某，男，7岁，病历号82033，初诊日期：1964年10月4日。

主诉：间歇性发烧，腹部出现红肿块已2年。

现病史：2年来在腹部反复出现红肿、疼痛，伴有发烧，均经1月余治愈。曾作组织病理检查，诊为脂膜炎。在3天前，前证又复发，于左下腹部可见约马蹄形大小之红肿块，纳食欠佳，大便日2次。

既往史：无传染病、外伤、结核病和肠胃系疾病史。

检查：体温 37.2℃，左下腹部可见弧形红斑浸润，呈黯红色，约 3 厘米×6 厘米大小，触痛明显。脉滑，舌苔薄黄。

西医诊断：复发性热病性结节性非化脓性脂膜炎。

证属：热毒阻络，气滞血瘀。

治则：清热解毒，活血化瘀。

药用：生地 15 克　银花 9 克　连翘 9 克　山栀 9 克　花粉 9 克　大青叶 9 克　归尾 9 克　赤芍 9 克　桃仁 9 克　红花 6 克　炙乳没各 6 克　姜黄 4.5 克　　4 剂，水煎服。

外敷玉露膏（120）。

二诊：（10 月 8 日）药后复诊，红肿基本消退，已无疼痛，继服前方 3 剂。

三诊：（10 月 11 日）称腹部又起弧形红斑，伴有发烧。仍予以前方加减，加紫地丁 9 克，丹参 9 克，川朴 4.5 克。10 余剂后，3 年内未患。

四诊：（1967 年 7 月 13 日）前病又患，腹部又起肿块，潮红、疼痛。伴有发烧，舌苔黄腻，脉滑带数。在前法的基础上，加以利湿之剂，加黄芩 9 克，生苡仁 9 克，赤苓 9 克。3 剂后肿块即消，为防复发，嘱服龙胆泻肝丸及二妙丸一段时间。

五诊：（1968 年 8 月）在左肋部、右乳部、右下腹部等处发生小片红斑，轻度压痛，局部及全身症状均轻。又于 1969 年 4 月、9 月和 1970 年 5 月小发 3 次，均给予 1967 年 7 月 13 日方而愈。

直到 1974 年 5 月随访，已达四年，未再患病。

本病好发于成年女性，为反复于下肢或躯干皮下出现结节或斑块，伴有发热或局部皮肤出现潮红之炎症反应。结节或斑块消退后留有凹陷性皮肤萎缩，反复发作，病程缓慢。朱老医生认为本症系热毒阻络，气滞血瘀所致，属于中医"丹"的一类，治疗以清热解毒、活血化瘀为法。方中银花、连翘、山栀、大青叶清热解毒；生地、花粉养阴清热；归尾、赤芍、桃仁、红花、炙乳香、炙没药活血化瘀；姜黄破血行气。药后每次发作症状逐渐减轻，发病间隔期延长，每年发作1次，以至完全不发。

静脉炎（1例）

胡某，男，34岁，简易病历，初诊日期：1970年2月15日。

主诉：左颈部发现条索状肿物疼痛已年余。

现病史：1年来左颈部内侧出现一条状硬肿、疼痛，曾诊断为静脉炎。要求中医治疗。

检查：左颈内侧可见一条索状肿物如指头大，压痛明显，碰触亦痛。脉弦，舌质紫，苔薄布。

西医诊断：静脉炎（颈部）。

证属：瘀阻脉络，不通则痛。

治则：通络、活血、化瘀。

丸药方：当归60克　丹参60克　川芎15克　桃仁30克　红花30克　地龙30克

研末，炼蜜为丸，每丸9克，每日服2丸。

二诊：（3月1日）服完1料，硬肿渐消，疼痛减轻，嘱继配2料，服完后条索状肿物消失而愈。

雷诺氏征（1例）

葛某，女，40岁，病历号215814，初诊日期：

1967 年 8 月 22 日。

主诉：四肢末端发凉、发麻 3 年。

现病史：3 年来四肢末端经常发凉、发麻，以两手手指为重，时而苍白，时而紫绀，冬季尤甚，手指疼痛。

既往史：患迁延性肝炎 8 年。

检查：四肢末端发凉、紫绀，尤以指端明显。脉沉细，苔薄黄腻。

西医诊断：雷诺氏征。

证属：阳气不达于肢末，气血不荣。

治则：温经散寒，通络和营。

药用：当归 30 克　黄芪 30 克　桂枝 15 克　红花 12 克 川芎 6 克　细辛 6 克　炙乳没各 9 克　甘草 15 克　5 剂，水煎服。

二诊：（8 月 29 日）药后指痛减轻，发凉亦减。近因外感风邪，全身泛发风团。前方去细辛、川芎、乳没，加荆芥 9 克、羌活 9 克、地龙 9 克，5 剂。

三诊：（9 月 4 日）服药 5 剂后风团少起，前方加鸡血藤 15 克，以后从前方加减，病情逐渐减轻。患者于 1967 年底回海南岛，给予丸药方。

当归 90 克　桂枝 60 克　黄芪 30 克　红花 60 克　干地龙 60 克　赤芍 90 克　甘草 30 克　炙乳没各 30 克

研末，炼蜜为丸，每丸 6 克，每日早晚各服 1 丸。1 年后来信，称症状已轻，后以当归四逆汤（56）改成水丸续服，以竟全功。

雷诺氏征往往继发于其他疾病如血栓闭塞性脉管炎、闭塞性动脉硬化、硬皮病等，当其于寒冷受冻、情绪激动时，肢端就出现苍白、发凉、紫绀、麻刺、疼痛等感觉，往往阵发性发作。朱老医生认为此系阳气衰微，不能达于四末，以致四肢逆冷、苍白、紫绀，气血失调，麻痛交作。治拟温经散寒、通络和营，可用当归四逆汤加减治之。

眼、口、生殖器综合征（1例）

王某，女，19岁，病历号71778，初诊日期：1964年4月25日。

主诉：双下肢出现红色结节3周。

现病史：3周前在两小腿内侧出现结节，皮色发红，疼痛肿胀，渐见结节增多，伴有畏寒、发烧，髋关节、膝关节、踝关节疼痛，胃纳不馨，渴不思饮，在某医院诊断为结节性红斑，服药未效。

检查：两大腿下端及小腿内侧可摸到1~3厘米大小不等之结节10余个，略高于皮肤，呈紫红色，按之不退色，有压痛，足踝浮肿。

初诊予清热、通络、活血之法，服药4剂。

二诊：（4月29日）追询病史，有口腔糜烂和阴部溃疡，反复发作已1年。

检查：咽不红，扁桃体不大，颈、下颌及腹股沟淋巴结不肿大，心肺无异常，肝脾未触及，上下齿龈粘膜潮红，可见点状和小片糜烂，间有浅在小溃疡。大阴唇可见4个黄豆及豌豆大小较深之溃疡，边缘不整齐，无明显红晕，表面可见坏死白膜覆盖。作涂片检查为革兰氏染色阳性球菌，未发现杆菌。

脉弦数，舌质红，苔黄腻。

中医诊断：狐惑病。

西医诊断：眼、口、生殖器综合征。

证属：湿热化虫，上下相蚀，湿热阻络，气滞血瘀。

治则：苦辛通降，清化湿热。

方剂：甘草泻心汤加减。

药用：生甘草9克　川连4.5克　黄芩9克　干姜4.5克　大枣5个　制半夏6克

三诊：（5月5日）服药5剂后，齿龈糜烂已轻，溃疡缩小，大阴唇部四个溃疡明显缩小，结节尚无改变，畏寒、发烧症状已祛，仍觉口干不思饮，大便不干，腕关节疼痛。嘱仍服前方6剂，口腔搽冰硼散（成药），阴部撒冰蛤散（蛤粉18克，冰片3克研末）。

四诊：（5月11日）双小腿结节渐趋消退，尚有压痛，皮色黯褐，浮肿见消，口糜及阴部溃疡均已愈合，只左颊又出现一小脓疱。胃纳欠佳，二便正常。脉弦细，舌质正常。前方干姜改生姜6克，7剂，水煎服。

五诊：（5月22日）称继服上方共9剂，两小腿结节大部消退，小腿屈侧尚各留有1个1.5厘米大小结节，黯红色，稍有压痛，行走时有酸胀感。口腔、阴部均未发生溃疡，纳食尚佳，服药时略有恶心，苔脉如前。嘱仍服前方6剂，隔日1剂，以资巩固疗效。

六诊：（6月6日）复查时已基本治愈。隔4个月后来内科门诊治胃脘痛，称前症未复发。

本病主要表现为口腔溃疡、生殖器溃疡、视网膜炎及虹膜睫状体炎，故称眼、口、生殖器综合征。常伴有结节性红斑、关节痛、周期性发烧等。但有些病人不一定诸症俱备，只要有二种以上症状，即有诊断意义。本病相当于《金匮要略》所载的狐惑病，又有"蚀于喉为惑，蚀于阴为狐"之说，方用甘草泻心汤。朱老医生认为，本病初起不久，如及早认证明确，此方辄应；若旷日时久，反复发作，则根治较难。本方以黄连、黄芩苦寒清化湿热，干姜、半夏辛温开通散结，并以甘草、大枣补脾和中，苦降辛通，寒热并用，上下得治。

皮肤猪囊虫病（1例）

李某，男，39岁，简易病历，初诊日期：1967年8月25日。

主诉：躯干、四肢出现散在之皮下小囊肿半年。

现病史：半年来于躯干和四肢皮下出现小囊肿，不痛不痒，数目逐渐增多，同时自觉头脑迷糊不清，未见昏倒及癫痫现象，无其他不适。

检查：于躯干和四肢皮下可摸到10余个散在之小结节，如豌豆和蚕豆大小不等，光滑，软骨样硬度，无压痛。病理诊断：皮肤猪囊虫病。脉细滑，舌质正常，苔薄白。

中医诊断：痰核结聚。

西医诊断：皮肤猪囊虫病。

证属：湿痰流注，阻于经络之间，痰瘀交结。

治则：消痰软坚，活血散结。

拟丸方：制半夏60克　陈皮60克　制南星30克　大贝母30克　茯苓60克　昆布45克　海藻45克　炙甲片60克　地骨皮30克　红花30克　远志30克　酸枣仁60克

研末，水泛为丸，每日2次，每次服6克。

另配合驱虫化积丹每日3管。

二诊：（1968年5月19日）患者来京复查，又经病理切片检查，证实为皮肤猪囊虫病。照上方继续服5料，又加服驱虫化积丹40管后，经检查全身皮肤结节均已消失。

绦虫的中间宿主为猪，但在某种情况下，人类也可以成为中间宿主。当幼虫寄生于皮下组织而发生不痛小肿物时，大小如豌豆或樱桃大，软骨样硬度，皮色不变，数目由1~2个多至数百个。其他如脑内同时有囊虫寄生时，可出现癫痫等症状，被称为猪囊虫病。朱老医生认为此症系痰瘀结聚成核，故用化痰软坚、活血散结之方，同时配合驱虫化积，见效较著。

多形性日光疹（1例）

周某，女性，29岁，病历号59222，初诊日期：1963年7月10日。

主诉：5年来入夏即于脸及前臂起皮疹。

现病史：1958年起每于暑夏时，日晒后即于双前臂、颈外侧起成片斑丘疹，瘙痒无度。近2周加重，出汗后易起。

检查：右颈外侧，起成片斑丘疹，轻度浸润。双前臂皮肤可见成片红色粟粒疹。

西医诊断：多形性日光疹。

证属：腠理不密，外受暑毒。

治则：凉血清热，解毒祛暑。

药用：生地30克　丹参9克　赤芍9克　地丁9克　忍冬藤12克　连翘9克　赤苓9克　泽泻9克　六一散6克（包）　二妙丸9克（包）　水煎服。

外用：六一散9克，枯矾1.5克，共研细末，扑粉外用。

二诊：（7月17日）服前方4剂后，称皮疹消退后又复起，改以清暑解毒法。前方去赤苓、泽泻、二妙丸加青蒿15克、山栀9克、竹叶9克、佩兰9克，水煎服。

三诊：（7月22日）服前方5剂后，皮疹不复再起，曾游泳日晒一次亦未见复发，再予前方5剂，以巩固疗效。

多形性日光疹，多发于夏季，冬季消失，于日光照射身体裸露部位后，出现多形性皮疹，如红斑、丘疹、水疱，亦可呈斑块样损害，有轻度痒感，好发于成年妇女。朱老医生认为此为患者素体腠理不固，外受暑毒而发斑疹。用凉血清热、祛暑解毒之剂而愈。

中毒性黑变病（1例）

崔某，女，25岁，简易病历，初诊日期：1974年7月21日。

主诉：脸面出现灰黑色已半年。

现病史：半年前为业余宣传队演员，经常化装演出，脸面偏右侧出现灰黑色，如沾一层灰尘，但无自觉症状。

检查：前额两侧发际处、右眼睑周围、右脸颊部、鼻右侧可见片状淡褐色斑，色如煤炱。脉细滑，舌质绛，苔净。

中医诊断：鼻黑肝黮。

西医诊断：中毒性黑变病。

证属：水亏火盛。肾主水，其色黑，肾之本色显露于外。

治则：滋水降火。

拟丸方：生熟地各60克　丹皮30克　龟甲30克　知母30克　黄柏30克　丹参60克

研末，炼蜜为丸，每丸9克，每日服2丸。

二诊：（1975年6月2日）称去年服完药丸后，脸面灰黯色明显转淡，未来续治。最近又有变深现象，因此要求继续治疗。仍拟丸方。

生熟地各60克　黄柏30克　茯苓60克　泽泻60克　丹皮60克　川断30克　丹参60克

研末，炼蜜为丸，每丸9克，嘱日服2丸。

三诊：（9月2日）服药后脸面灰黯色显见转淡，仍配前方1料继续治疗。

本病多见于面、颈等露出部位，或在胸、颈、腋窝、脐、腹股沟等处，出现点片状褐色斑，初起可发红以后渐呈黯褐色，可融合成片，境界不清，无明显自觉症状。有些学者认为利尔黑变病与中毒性黑变病可能是同一疾患。朱老医生认为肌肤出现的黧黑色斑，均与脏腑病机——肝肾两经有关。一则由于肝气瘀滞，郁久化火，肝阴受损，血弱无华；一则由于肾阴不足，水亏火旺，肾本色显露于外，而面现黧黑𬧭𬧭。本例属于后者类型，故以滋水降火之法治之。

剥脱性唇炎（1例）

李某，男，13岁，简易病历，初诊日期：1974年3月13日。

主诉：嘴唇皲裂脱皮已历年余。

现病史：1年多来口唇发生干燥，脱屑，皲裂出血，小片糜烂，结痂，发热疼痛，进食不利。

检查：下口唇皮肤脱屑，皲裂，结痂，溢血。

脉小滑，舌苔薄布。

中医诊断：唇风。

西医诊断：剥脱性唇炎。

证属：脾胃湿热，久郁化火，伤阴化燥。

初诊先投以凉血清热之剂。服药5剂，未见进退。

二诊：（4月18日）改拟甘露消毒饮加减，以养阴益胃、清热润燥。

药用：生熟地各9克　黄芩9克　枇杷叶9克　枳壳9克　石斛9克（先煎）　桑叶6克　玄参9克　茵陈6克　甘草6克

外用青白散（133）香油调搽。

三诊：（4月22日）服5剂后复诊，明显改善，嘴唇已不蜕皮、裂口，亦无糜烂，尚见干燥，嘱继服前方5剂。

四诊：（4月28日）症状继续好转，基本上已无裂口，尚见干燥。前方去黄芩、茵陈加当归9克、红花9克。外用玉红膏（123）搽。服7剂基本治愈。

本病为发生于口唇粘膜的慢性皮炎，主要见于下口唇部皮肤干燥、脱屑、糜烂、结痂，发生皲裂时有轻度疼痛。朱老医生认为本病属中医"唇风"。脾开窍于口，其华在唇。脾气健运则口唇红润光泽，脾经湿热内蕴，郁久化火，伤阴化燥，症见唇干、皲裂、迭起皮屑，故以滋阴养胃、清热利湿，方用甘露消毒饮加减治之有效。

淋巴管瘤（1例）

姚某，男，17岁，病历号217285，初诊日期：

1967 年 8 月 22 日。

主诉：会阴部及大腿出现肿物已 6 年。

现病史：于 6 年前左大腿根部出现肿物，如手掌大小，色透明，经某医院手术切除，病理诊断为淋巴管瘤，曾一度伤口渗水后自行愈合。约 1 年后在阴囊、大腿根部又起群集豆大透明水疱，擦破后流水，涓涓不止。大便正常，尿少而黄。

检查：阴囊和大腿根部可见大片群集透明之水疱，如黄豆和豌豆大小。脉滑，舌质淡，苔薄白。

西医诊断：淋巴管瘤（浅部）。

证属：脾经湿盛，水湿外溢。

治则：健脾理湿。

药用：苍白术各 9 克　赤苓 9 克　猪苓 9 克　泽泻 9 克　陈皮 9 克　怀山药 9 克　扁豆衣 9 克　炒薏仁 9 克　萹蓄 9 克　萆薢 9 克　六一散 9 克（包）　5 剂，水煎服。

二诊：（8 月 25 日）药后流水减少，曾有 2 天不见流水，继服前方 5 剂。

三诊：（9 月 2 日）局部水疱部分已平，且不流水，他处仍见渗水，但较过去明显减少。在前方的基础上加五味子 9 克。

四诊：（9 月 7 日）局部流水较稠，小便增多。继从前法，服药 14 剂，逐渐好转，回河南老家继续服前方 30 余剂。

于 1968 年 4 月接到患者来信，谓已很久不流水，病已趋愈。

淋巴管瘤为一种良性肿瘤，可分为深部和浅部两种。深部淋巴管瘤因为它很柔软如海绵状可被压缩，局部柔软高起但皮色不变；浅部淋巴管瘤，往往于皮肤上可见排列成群之水疱，针头至豌豆大小，有些表面肥厚而成疣状，往往只限局于身体某一部分。朱老医生认为此证系脾经湿盛，水湿外溢，走窜肌表所致，故用健脾理湿法生效。

传染性红斑（1 例）

蒋某，男，5 个月，病历号 60061，初诊日期：1963 年 7 月 10 日。

代诉：脸面及下半身出现红斑、瘙痒 2 天。

现病史：2 天前于脸面和双下肢出现小片红斑，渐扩大融合成大片。同一托儿所中有一小孩先发，但比较小片，尚未发现其他小孩有类似之损害。患儿发病前未给特殊食物，亦未服任何药品。

检查：脸面、前臂、下肢可见弧形环状红斑，部分融合成大片，稍见隆起，呈风团样。苔薄白。

中医诊断：红云风。

西医诊断：传染性红斑。

证属：稚儿血热生风。

治则：凉血消风。

药用：生地 15 克　丹皮 6 克　赤芍 6 克　知母 6 克　黄芩 6 克　浮萍 6 克　蝉衣 3 克　竹叶 6 克　白蒺藜 6 克　炙僵蚕 3 克　忍冬藤 9 克　六一散 6 克（包）

二诊：（7 月 13 日）服药 3 剂后皮疹大部消退，腿部皮肤已见正常，项后有 2 小片风团样损害，兼咳嗽少痰。改以前方去生地、蒺藜、知母，加大力子 6 克，桔梗 3 克，杏仁 4.5 克，3 剂而愈。

本病好发于稚儿，因传染可成批发生，多于脸部起

228

对称性境界清晰之红斑，四肢可见环状或花纹样时现时隐之红斑。朱老医生诊断本病为"红云风"。由于稚儿血热生风，以致肌肤红斑成片，时隐时现。经中医药治疗，可以缩短疗程，减轻症状。

甲剥离症（1 例）

付某，男，49 岁，病历号 176060，初诊日期：1967 年 2 月 25 日。

主诉：双手手指指甲发空 1 个月。

现病史：1 月来双手指甲发白发空，从指甲游离缘向甲根部蔓延。曾服十全大补丸未见效。

检查：双手十个手指指甲较软，呈灰白色，缺乏光泽，指甲游离缘与甲床部分分离、发白。

西医诊断：甲剥离症。

证属：肝经血燥，爪失所养。

治则：滋养肝血。

药用：加味逍遥丸 10 包，日服 1 包（每包 18 克），分 2 次服。

药后复诊显著收效，7 个指甲已复正常，继服 10 包即痊愈。

中医认为肝主筋，其华在爪，爪为筋之余。如肝血不足，肝经血燥，则爪甲枯槁，甲病生焉。凡见匙形甲、甲剥离、缺甲等，都可以滋养肝血、清热润燥之法治之。本例指甲发空服用加味逍遥丸（即丹栀逍遥丸）获得显效。

汗疱疹（1例）

韩某，男，32岁，病历号74717，初诊日期：1964年6月8日。

主诉：双手多汗，起小水疱2年。

现病史：从1962年2月开始双手掌出现小水疱，继之脱屑，反复发作，平时经常出汗。

治疗经过：曾先用清热解毒、利湿散风之剂，症状时轻时重，后改以利湿清热解毒之法，以龙胆泻肝汤加减。药用：

龙胆草9克　黑山栀9克　赤苓9克　泽泻9克　连翘9克　车前子9克（包）　木通4.5克　生地15克　黄芩9克　六一散9克（包）　萆薢9克　白鲜皮9克　银花9克　公英15克

7剂后显效，水疱少起，服上方即愈。

汗疱疹好发于手掌、足跖，损害位于表皮深处，起小水疱，成群发生，有灼热瘙痒感，干后脱屑，可反复发生，与手足多汗有关。本病可用王不留行30克、明矾9克，煎水泡手，每次15分钟，1天泡2次，连续泡1周，有显效。

脓疱性细菌疹（1例）

赵某，男，40岁，病历号83830，初诊日期：1967年12月16日。

主诉：两足足跖起脓疱已3个月。

现病史：两足足跖常起脓疱，疼痛不能履地，行走不便。脓疱反复出现，已历 3 月，双手手掌未见脓疱。

检查：两足足跖大量密集之脓疱，部分干涸，稍有鳞屑，境界清晰。

脉细带数。舌红，苔薄黄。

西医诊断：脓疱性细菌疹。

证属：湿热下注，化火化毒。

治则：清热解毒，健脾利湿。

药用：马齿苋 30 克　蒲公英 15 克　忍冬藤 12 克　黄芩 9 克　赤苓 9 克　泽泻 9 克　车前子 9 克（包）　木通 3 克　六一散 9 克（包）　二妙丸 9 克（包）　5 剂。

外用：苍耳子 15 克　雄黄 15 克　明矾 9 克　水煎洗脚。

二诊：（12 月 28 日）脓疱大部已平，只有少数新起。据患者诉述：1～2 个月来午后发烧 38℃ 左右，脸面微肿，胃纳欠佳。脉弦细带数，舌苔如前。予以健脾利湿，佐以清解余毒。

药用：苍术 9 克　川朴 6 克　陈皮 9 克　猪苓 9 克　泽泻 9 克　六一散 9 克（包）　黄芩 9 克　马齿苋 30 克　萆薢 9 克　蒲公英 15 克　忍冬藤 15 克　5 剂

并嘱继续用外洗方。

三诊：（1968 年 1 月 19 日）前证已轻。但近日又起较多脓疱，胀疼，行路不便。脉细滑，苔黄腻。治拟清热解毒为主，佐以理湿。

药用：马尾连 9 克　黄芩 9 克　川朴 6 克　公英 15 克　忍冬藤 15 克　连翘 9 克　马齿苋 15 克　赤苓 9 克　泽泻 9 克　六一散 9 克（包）　二妙丸 9 克（包）

服 10 剂后，即未再患。

脓疱性细菌疹，为集簇的小脓疱，往往成批出现，可同时见于手掌及足跖，又称掌跖脓疱病；亦可单发于手掌或足跖。本例发于双足跖，缠绵不愈，已延 3 个月。朱老医生认证为脾经湿热下注，化火化毒，因湿性下趋，热盛成毒，故两足跖反复出现集簇成批的脓疱。初诊投以清解利湿之剂，方中重用马齿苋、公英、忍冬藤、黄芩、木通苦寒清热，佐以赤苓、泽泻、车前子、六一散等淡渗利湿，服 5 剂，并配合外用洗剂。二诊时，见脓疱已平，因脸肿、纳差，加以苍术、川朴、陈皮健脾理湿。三诊时双跖又起脓疱，仍在前方的基础上，加用马尾连、连翘等清热解毒药，服 10 剂后，即未再起。本例始终以清热解毒与健脾渗湿并进，经治 1 月余而获愈。

毛发红糠疹（1 例）

张某，男，13 岁，简易病历，初诊日期：1975 年 11 月 21 日。

主诉：头皮、颜面、双肘、膝部皮肤发红脱屑、瘙痒已 3 周。

现病史：3 周来发现脸面潮红，脱屑，尤以头皮部为明显，瘙痒甚剧，抓后出现痂皮。手掌、足跖干燥，余无不适。

检查：头皮、脸面潮红，毛囊角化，可见白色鳞屑，尤以头皮部为重。双手手掌、足跖部皮肤角化、皲裂。双肘及双膝伸侧可见银元大小，境界清晰，毛囊角化，表面附有鳞屑之浸润性损害。

脉细滑。舌质红，苔光。

西医诊断：毛发红糠疹。

中医辨证：血热生风，风胜则燥。

治则：凉血清热，滋阴润燥。

方用：生地 30 克　丹皮 9 克　紫草 15 克　茜草 12 克 黄芩 9 克　大青叶 15 克　玄参 9 克　麦冬 6 克　石斛 9 克 花粉 9 克　白蒺藜 9 克

嘱先服三剂，接续服加味苍术膏：

苍术 500 克　当归 90 克　白蒺藜 90 克

煎水 3 次，浓缩成膏，加蜂蜜 250 克，每日服 2 次，每次服 1 匙，开水冲服。

二诊：（12 月 16 日）1 个月后复诊，四肢皮肤损害明显消退，痒亦不显。手掌、足跖部角化、皲裂亦见好转，头皮、前胸仍见脱屑。嘱继续服加味苍术膏 1 料，外用新五玉膏（109）。

三诊：（1976 年 1 月 21 日）药后皮损完全消退，留有色素沉着。嘱继续服 1 料，以巩固疗效。

毛发红糠疹为一种慢性炎性皮肤病，早期是以毛囊角化性丘疹损害为主，继之皮肤大片潮红，干燥脱屑，儿童、成人均可发病。本例为 13 岁儿童，朱老医生认为儿童乃纯阳之体，血气方盛，血热易于生风，故见头皮、颜面、双肘、膝部皮肤潮红脱屑；风盛则燥，而见肌肤甲错，手足龟裂，瘙痒无度。总的认证为血热风燥。先以生地、丹皮、紫草、茜草、黄芩、大青叶凉血清热；玄参、麦冬、石斛、花粉滋阴润燥，佐以白蒺藜消风止痒。同时嘱患者服药 3 剂后，续服加味苍术膏。1 个月后复诊，病情已大见好转，仍嘱继服苍术膏。又一月后复诊，皮损已完全消退。加味苍术膏的组成为苍术、当归、白蒺藜。当归、白蒺藜的效用为养血消风，主药苍术的效用，一般认为能健脾燥湿。朱老医生在临床实践中，认为皮肤角化一类皮肤病，为脾不能为胃行其津液输布全身而致，尝用苍术膏治疗，都取得较好的疗效，可见苍术膏尚有健脾助运、输布津液之功。

输尿管结石（2例）

〔例一〕 李某，男，36 岁，病历号 163194，初诊日期：1966 年 11 月 21 日。

主诉：左侧腰部疼痛 1 年。

现病史：去年 11 月劳动后感觉左侧腰痛，经检查，诊为肾盂肾炎。直到今年 7 月拍 X 片后，才发现左侧输尿管下段结石，为 1 厘米 ×0.7 厘米大小。平时无明显症状，偶感左侧腰部胀疼。脉弦细，舌红苔净。

证属：湿热浊质，熬炼成石，留于水道。

治则：通利排石。

药用：生地 30 克　川牛膝 30 克　王不留行 15 克　海金沙 30 克（包）　归尾 15 克　滑石块 30 克　瞿麦 15 克　生甘草 9 克　冬葵子 15 克　萹蓄 9 克　金钱草 12 克

先服 5 剂。患者要求回四川继续服药，拟前方加石韦 9 克。据来信诉服药 7 剂后，即排出结石 1 块，后出差来京，诉尿后尚觉不尽之感，嘱服金钱草膏，每日 2 匙，不久前症即消失。

〔例二〕 张某，男，26 岁，简易病历，初诊日期：1974 年 8 月 3 日。

主诉：左少腹部绞痛半年多。

现病史：半年来，左少腹部发生绞痛 2 次，小便不利，尿红赤，要求服中药治疗。

检查：尿镜检见有大量红细胞，X 线摄片左侧输尿管下段有 1.5 厘米 ×0.7 厘米结石阴影。脉弦滑带数，舌苔薄黄腻。

证属：湿浊蕴结，阻于水道。

治则：通利排石。

药用：生地 30 克　冬葵子 18 克　赤苓 9 克　滑石 9 克 车前子 9 克（包）　生甘草 9 克　石韦 9 克　瞿麦 12 克　嘱 服 3～6 剂。

服药 4 剂后，即排出花生米大小结石 1 块。后继续 观察。1 个月后复查，未见异常。

慢性胆囊炎、胆结石（4 例）

〔例一〕　王某，男，43 岁，病历号 63963，入院 日期：1963 年 10 月 1 日。

主诉：胃脘部疼痛已 4 年。

现病史：1959 年 5 月，因下飞机时不慎损伤右胸 肋部，当时疼痛较剧，经治疗后逐渐缓解，但以后经常 发胃脘疼，一直延至 1960 年，但不重，至 1961 年胃脘 疼加重，与饮食无关。今年 7 月，先后经某医院胆囊造 影、静脉胆囊造影及十二指肠引流，均诊断为"胆囊 炎"，1961 年下半年起，长期服用金钱草，疼痛消失， 自感病已愈。1963 年 9 月 24 日突然高烧 39℃，经注射 青霉素后热退。于 9 月 28 日感右肋下隐痛，未放射到 肩背，恶心呕吐 2 次，巩膜略有黄染。肢倦无力，大便 干结。

检查：肥胖体型，巩膜黄染，右上腹部轻度压痛， 脉细弦滑，苔薄黄而干。

西医诊断：慢性胆囊炎。

证属：肝郁失疏，克伐脾胃。

药用：柴胡 6 克　黄芩 9 克　制半夏 9 克　炒白芍 9 克

郁金9克　枳实9克　制大黄9克　生姜3片　芒硝6克（冲服）

1剂后拉稀便2次，肋疼已轻，精神好转，苔黄腻，脉弦滑。拟以疏肝利胆，理湿清热。

药用：柴胡6克　黄芩9克　茵陈30克　黑山栀9克　郁金9克　枳实9克　制半夏9克　赤芍9克　泽泻9克　车前子9克（包）　木通3克

两剂后诸症已除，胃纳已馨，大便正常，宗前方加减服5剂后，嘱经常服用金钱草每日250克，煎汤代茶饮。1964年和1965年曾轻度发作2次，服前方即见缓解，后改服金钱草膏及利胆丸，1966年后已不复发作。

〔例二〕　陈某，女，78岁，病历号55748，初诊日期：1963年3月25日。

主诉：（家属代诉）阵发性上腹部绞痛已20余年。

现病史：20年前曾感冒一次，当时上腹部绞痛，痛时伴有黄疸，小便亦黄，未予诊治。以后每年发作一二次。常在夜晚发作，恶心呕吐，小便呈茶红色，并有背部酸痛感。每次发作时间不定，长短不一，多半吃油腻食品后，不久即患。此次在3天前又急性发作，病情如前，伴有发烧，纳食少，大便稀、日二三次，小便为浓茶色。又经某医院诊为急性胆囊炎。经胆囊造影未见明显结石阴影，因患者不愿手术而来我院，要求中医治疗。

检查：巩膜明显黄染，皮肤轻度发黄，肝在肋下横一指半，肝区叩痛不明显，胆囊部位有压痛，但无肌紧张及反跳痛。舌根白腻，脉弦滑。

西医诊断：慢性胆囊炎。

证属：肝郁失疏，湿热蕴滞。

治疗：疏泄肝郁，清利湿热。

药用：柴胡 4.5 克　黄芩 9 克　川朴 6 克　赤苓 9 克泽泻 9 克　炒白芍 9 克　茵陈 30 克　陈皮 6 克　制半夏 9 克生苡仁 9 克　广木香 6 克

二诊：（4 月 5 日）服 15 剂后皮肤粘膜黄染均除，二便亦趋正常，只感肢倦乏力，标证已祛，着重治本之法。宗前方，加以党参 9 克、白术 9 克、香附 9 克、五加皮 9 克，并以四川金钱草 60～120 克，煎汤代水饮。

三诊：（5 月 20 日）调理 1 月余，精神振，纳谷馨，体力日复，以后改以四川金钱草膏每日服 2 匙，开水冲服，舒肝丸每日 1 丸。1963 年 7 月起单服金钱草膏，每日 1 匙冲水饮。直到 1967 年，在此期间除曾因疲劳及吃油腻后发作小痛 2 次外，几年来一直很好，未见绞痛发作。

〔例三〕　岱某，男，40 岁，病历号：54676，初诊日期：1963 年 4 月 28 日。

主诉：右上腹间歇性阵发性疼痛 1 年余。

现病史：于去年春节后，曾有一次突然发生右上腹绞痛，开始时为阵发性，后来转为持续性，呈绞痛性质，3 天后痛才止。当时疑为肝炎。去年 8 月又出现同样绞痛一次，一直采用保肝疗法。去年 3 月入北京某医院检查，入院次日即发作绞痛，难以忍受，并放射到腰部，巩膜亦出现黄染，体温增高，并伴剧烈呕吐。检查黄疸指数 27 单位，胆红质 3.2 毫克。经胆囊造影不显影。

检查：发育营养一般，巩膜未见黄染、腹软，无压痛。

脉弦滑而数，舌苔黄腻。

西医诊断：慢性胆囊炎、胆石症。

证属：肝郁失疏，湿热蕴滞。

治则：疏肝导滞，利湿清热。

药用：柴胡4.5克　炒黄芩6克　陈皮4.5克　川朴4.5克　广木香6克　川楝子9克　茯苓9克　泽泻9克　车前子9克（包）　另加金钱草120克煎汤代水煎药。

二诊：（5月9日）服6剂后热退痛止，右胁下偶有隐痛，而见腹泻便稀。前方佐以健脾，加苍术9克、炒苡米9克。

三诊：（5月25日）10剂后，腹泻止、纳馨、略有腹胀，仍从前方加减，加以大腹皮6克、炒枳壳9克。

四诊：（6月2日）药后诸症稳定，偶感隐疼，舌苔薄黄。前方加炒白芍12克、黄芩6克。如此断续服药，直至10月份改以利胆丸，日服2丸，并用金钱草，每日120克，煎汤送药。1964年4月底来京复查，称已服利胆丸3料，金钱草半年，绞痛未发作，嘱继服前药。1965年1月又来复查，在此期间从未发作，亦无不适之感。

利胆丸：龙胆草、郁金、姜黄、牛蒡子、莪术各60克研细末，加牛胆汁3个拌和，另加蜂蜜适量为丸（每丸6克）。

〔例四〕　张某，男，45岁，简易病历，初诊日期：1974年12月9日。

主诉：右上腹发生绞痛，周期性高烧半年。

现病史：半年来右上腹经常发生绞痛，每周发高烧1次，39℃~40℃，随之出现黄疸，不思饮食，偶食油腻食品后，疼痛加重。

检查：右上腹部明显压痛和肌紧张，巩膜黄染。脉弦滑数，舌苔黄腻。体温39℃。

西医诊断：慢性胆囊炎，胆石症。

证属：肝郁失疏，木横克土，湿热蕴蒸，气滞作痛。

治则：疏肝利胆，理湿清热。

药用：柴胡9克　黄芩9克　川朴6克（后改乌药9克）陈皮9克　延胡9克　茵陈30克　郁金9克　赤苓9克　泽泻9克　玉米须15克　金钱草30克　5～10剂，水煎服。

二诊：（1975年1月11日）药后绞痛减轻，黄疸略退，仍见发烧。舌苔薄黄，脉滑数。从前方去川朴、玉米须加广木香6克，枳壳9克，金钱草60克，服10剂。

三诊：（1月22日）药后检查大便，排出泥沙状结石，舌苔黄腻，脉细弦数。

药用：柴胡9克　黄芩9克　枳壳9克　赤苓9克　茵陈15克　木香6克　郁金9克　金钱草60克　大黄9克（后入）　元明粉9克（冲服）　5剂。

四诊：（1月28日）药后大便日二三次，排出泥沙状结石较多，尚见发烧，黄疸渐浅，绞痛不甚，胃纳不馨。舌苔白而稍腻，脉弦细。治拟温化脾湿，佐以通利排石。

药用：苍术9克　川朴9克　制半夏9克　木香6克　佛手9克　茯苓9克　干姜6克　茵陈30克　枳实6克　生大黄9克（后下）　金钱草30克　5剂。

五诊：（2月28日）诉药后排出花生米大结石一块，已不发生绞痛及黄疸，苔腻已化，脉弦细滑。治拟疏肝利胆，理气化滞。

药用：柴胡9克　郁金9克　青陈皮各9克　香附9克　黄芩9克　木香6克　枳壳9克　苍术9克　生大黄6克（后

下）　金钱草 30 克　　5 剂。

六诊：（4 月 26 日）2 月来诸症未犯，未见发烧，近日尚有心窝隐痛涉及右肩，体疲嗜睡，大便干，舌红苔净，脉弦滑。证属肝郁失疏，脾湿困滞。治拟疏肝利胆，健脾化湿。

陈皮 6 克　制半夏 9 克　郁金 9 克　枳壳 9 克　赤苓 9 克　川楝子 9 克　金钱草 30 克　玉米须 15 克。病情显有好转，继续观察。

经验方及常用方

　　方剂，是根据中医辨证论治、理法方药的原则制订出来的。一个方剂的组成，往往要经过长时期的医疗实践，经过实践、认识，再实践、再认识的过程逐渐形成的。朱老医生几十年来自己摸索出一些有效的经验方，有些是根据前人经验成方，在运用临床实践中，又凭其心得几经化裁，加以增减，删繁就简，更使取精用宏，扩大了治疗范围。现编集其经验方及常用方，分内服、外用两大类。内服方剂中，为了便于参考，又归纳为除湿、消风、清热等几类。在外用药方面，其大部分经验方的组成，配制方法比较简单，易于取材，而有较好疗效，符合简、廉、便、验的要求。值得提出的一点是，朱老医生还提供其师传外科良方《章氏经验方》，很有参考的价值，使其免于日久散佚。同时亦部分收取了国内报导过的经验方及我院其他老中医的部分常用有效验方，如五石膏、苦参酒、四黄膏等，特汇编一起，以供参考。

一、内　服　药　方

（一）汤　　剂

　　汤剂，俗称汤药、煎药。汤有荡涤之意，使病邪速去，具有吸收快、作用速、能随证加减、灵活使用等优点。

〔经验方〕

1. 除湿药类

（1）利湿清热方（湿疹一号方）

处方：生地 30 克　　黄芩 9 克　　赤苓 9 克　　泽泻 9 克　　车前子 9 克（包）　　木通 4.5 克　　六一散 9 克（包）

功用：利湿清热。

主治：急性湿疹，下肢丹毒，带状疱疹等。

方义：本方由龙胆泻肝汤精简而成。生地凉血清热；黄芩燥湿清热；赤苓、泽泻、六一散淡渗利湿；车前子、木通导湿从小便而泄。用于湿热型，见舌红，苔黄腻，脉滑等。

（2）健脾除湿汤（湿疹二号方）

处方：苍术 9 克　　炒白术 9 克　　厚朴 9 克　　陈皮 9 克　　茯苓 9 克　　猪苓 9 克　　泽泻 9 克　　六一散 9 克（包）　　桂枝 9 克

功用：健脾理湿。

主治：泛发性湿疹，带状疱疹（水疱型），天疱疮等。

方义：本方由除湿胃苓汤增减而成。苍术、白术、陈皮、川朴健脾化湿；猪苓、茯苓、泽泻、六一散淡渗利湿；桂枝通阳化气。用于脾湿型诸证，身起水疱、渗水，而具有脾胃症状，如脾运不健、大便溏泄、面色萎黄、舌淡苔白腻等。

（3）滋阴除湿汤（湿疹三号方）

处方：生地 30 克　　玄参 12 克　　当归 12 克　　丹参 15 克

茯苓9克　泽泻9克　白鲜皮9克　蛇床子9克

功用：滋阴养血，除湿止痒。

主治：亚急性湿疹，慢性阴囊湿疹，天疱疮等。

方义：生地、玄参滋阴清热；当归、丹参养血和营；茯苓、泽泻除湿而不伤阴；白鲜皮、蛇床子除湿止痒。用于湿疹反复不愈，日久伤阴耗血，舌淡苔净或光之证。

（4）芳香化湿汤（湿疹四号方）

处方：藿香9克　佩兰9克　苍术9克　陈皮9克　茯苓9克　泽泻9克　白鲜皮9克　地肤子9克

功用：芳香化浊，健脾理湿。

主治：亚急性湿疹，钱币形湿疹，慢性湿疹等。

方义：藿香、佩兰芳香化浊，理气和中；苍术、陈皮健脾燥湿；茯苓、泽泻利水渗湿；白鲜皮、地肤子除湿止痒。用于湿疹，具有脾胃诸证，如胃纳不馨、消化不良、大便溏薄等。

（5）小儿化湿汤

处方：苍术6克　陈皮6克　茯苓6克　泽泻6克　炒麦芽9克　六一散6克（包）

功用：健脾化湿。

主治：婴幼儿湿疹。

方义：苍术、陈皮健脾燥湿；茯苓、泽泻、六一散渗湿清热；炒麦芽消食和中。用于儿童湿疹，而有消化不良、纳食不多、乳积之证。

2. 消风药类

（6）凉血消风散（消风一号方）

处方：生地30克　当归9克　荆芥9克　蝉衣6克　苦参9克　白蒺藜9克　知母9克　生石膏30克　生甘草6克

功用：消风清热。

主治：脂溢性皮炎，人工荨麻疹，玫瑰糠疹等。

方义：本方从《医宗金鉴》消风散增减而成。生地、当归、甘草凉血润燥；知母、生石膏清肌热；荆芥、蝉衣消风；苦参、白蒺藜祛风止痒。适用于血热生风、风燥诸证，舌质红，脉弦滑数。治玫瑰糠疹可加紫草凉血清热，人工荨麻疹加紫草、桃仁。

（7）养血消风散（消风二号方）

处方：熟地15克　当归9克　荆芥9克　白蒺藜9克　苍术9克　苦参9克　麻仁9克　甘草6克

功用：养血润燥，消风止痒。

主治：脂溢性皮炎，皮肤瘙痒症等。

方义：熟地、当归滋阴养血；荆芥、白蒺藜、苦参消风止痒；苍术健脾；麻仁、甘草润燥。适用于血虚风燥，皮肤干燥、脱屑、瘙痒之证。

（8）消风清热饮（风疹一号方）

处方：荆芥9克　防风9克　浮萍9克　蝉衣6克　当归9克　赤芍9克　大青叶9克　黄芩9克

功用：消风清热。

主治：急性荨麻疹。

方义：荆芥、防风、浮萍、蝉衣疏风清热；黄芩、大青叶苦寒清热；当归、赤芍和营活血。适用于风热型，舌质红，苔薄布，脉细滑等。

（9）祛风胜湿汤（风疹二号方）

处方：荆芥9克　防风9克　羌活9克　蝉衣6克　茯苓皮9克　陈皮6克　银花9克　甘草6克

功用：祛风胜湿，佐以清热。

主治：丘疹性荨麻疹，皮肤瘙痒症等。

方义：本方由《局方》消风散精简而成。荆芥、防风宣散肌表风邪；羌活祛风胜湿，蝉衣散风热、消瘾疹，合而用之使湿随风去；陈皮、茯苓利水渗湿，健脾和中；银花、甘草清热化毒。适用于风湿热类型的皮肤病。

用法：水煎服。儿童用三分之二量，幼儿用半量。

（10）固卫御风汤（风疹三号方）

处方：炙黄芪9克　防风9克　炒白术9克　桂枝9克　赤白芍（各）9克　生姜3片　大枣7枚

功用：调营固卫，以御风寒。

主治：冷激性荨麻疹。

方义：本方为玉屏风散合桂枝汤组成。黄芪、白术、防风固表御风；桂枝、白芍、生姜、大枣调和营卫，发散风寒；佐赤芍活血祛风。日久发作不休可加乌梅、五味子酸收之品。

（11）健脾祛风汤（风疹四号方）

处方：苍术9克　陈皮6克　茯苓9克　泽泻9克　荆芥9克　防风9克　羌活9克　木香3克　乌药9克　生姜3片　大枣5枚

功用：健脾理气，祛风散寒。

主治：肠胃型荨麻疹。

方义：苍术、陈皮、茯苓、泽泻、大枣健脾助运；荆芥、防风、羌活、生姜祛风散寒；木香、乌药理气止痛。用于身发风㾦瘤、纳呆腹胀、恶心呕吐、大便溏泄、腹疼阵作等。

（12）活血祛风汤

处方：归尾9克　赤芍9克　桃仁9克　红花9克　荆

芥9克　蝉衣6克　白蒺藜9克　甘草6克

功用：活血祛瘀，和营消风。

主治：慢性荨麻疹，皮肤瘙痒症等。

方义：本方根据"治风先治血，血行风自灭"之旨。重用活血药归尾、赤芍、桃仁、红花等，佐以荆芥、蝉衣、蒺藜消风，甘草调和诸药。用于荨麻疹日久发作，以及皮肤瘙痒不止，舌质紫，脉细涩等。

（13）止痒熄风方

处方：生地30克　玄参9克　当归9克　丹参9克　白蒺藜9克　煅龙牡各15克　炙甘草6克

功用：养血润燥，熄风止痒。

主治：皮肤瘙痒症，阴囊瘙痒症，女阴瘙痒症等。

方义：生地、玄参滋阴润燥；当归、丹参养血润肤；煅龙牡、白蒺藜熄风止痒；甘草润燥。适用于血虚阴伤，皮肤干燥发痒，舌淡苔净，脉细弦。

（14）养血熄风方

处方：黄芪15克　当归9克　白芍9克　川芎6克　红花9克　玄参9克　荆芥9克　白蒺藜9克　甘草6克

功用：养血润燥，消风止痒。

主治：皮肤瘙痒症（老年性）。

方义：当归、白芍养血润燥；玄参滋阴润燥；红花活血、川芎行血中之气；黄芪补气，气行血亦行；荆芥、白蒺藜消风止痒，甘草润燥。本方适用于老年气血日衰，血不养肤，皮肤干燥发痒，舌质淡苔净。

（15）乌蛇驱风汤

处方：乌蛇9克　蝉衣6克　荆芥9克　防风9克　羌活9克　白芷6克　黄连6克　黄芩9克　银花9克　连翘9克　甘草6克

功用：搜风清热，败毒止痒。

主治：慢性荨麻疹，皮肤瘙痒症，泛发性神经性皮炎，扁平苔藓，结节性痒疹等症。

方义：乌蛇、蝉衣搜剔风邪；荆芥、防风、羌活、白芷祛风止痒；黄连、黄芩清热燥湿；银花、连翘、甘草清热败毒。用于风热之邪内郁日久，未经发泄，皮肤剧痒，使风湿之邪复从表而出。

3. 清热药类

（16）皮炎汤

处方：生地 30 克　丹皮 9 克　赤芍 9 克　知母 9 克 生石膏 30 克　银花 9 克　连翘 9 克　竹叶 9 克　生甘草 6 克

功用：清营凉血，泄热化毒。

主治：药物性皮炎，接触性皮炎（包括漆性皮炎），植物-日光性皮炎。

方义：本方由犀角地黄汤、白虎汤增减而成。生地、丹皮、赤芍清营凉血；知母、生石膏清解肌热；竹叶轻清风热；银花、连翘、生甘草重在解毒。适用于中药毒及风毒肿之证，见舌质红绛，脉滑数等。

（17）增液解毒汤

处方：生地 30 克　玄参 12 克　麦冬 9 克　石斛 9 克 （先煎）　沙参 9 克　丹参 9 克　赤芍 9 克　花粉 9 克　银花 15 克　连翘 9 克　炙鳖甲 9 克　炙龟甲 9 克　生甘草 6 克

功用：养阴增液，清热解毒。

主治：剥脱性皮炎，红皮症。

方义：生地、玄参、麦冬、石斛、花粉、沙参养阴增液；鳖甲、龟甲滋阴潜阳；丹参、赤芍凉血和营；银花、连翘、甘草清热解毒。用于毒热伤营耗液，而致皮肤剥脱、潮红等。

（18）消炎方

处方：黄连6克　黄芩9克　丹皮9克　赤芍9克　蚤休9克　银花9克　连翘9克　生甘草6克

功用：清热解毒消肿。

主治：疖肿、毛囊炎、脓疱病、丹毒、脚气感染等。

方义：黄连、黄芩苦寒泻火；丹皮、赤芍凉血清热；银花、连翘、蚤休、甘草清热解毒。适用于一切火毒诸证。大便干结，可加大青叶、大黄。

（19）凉血清肺饮

处方：生地30克　丹皮9克　赤芍9克　黄芩9克　知母9克　生石膏30克　桑白皮9克　枇杷叶9克　生甘草6克

功用：清肺胃经热。

主治：痤疮、酒皶鼻。

方义：生地、丹皮、赤芍凉血清热；黄芩、枇杷叶、桑白皮清肺热；知母、生石膏清胃热；生甘草清热解毒。用于脾胃积热，上蒸于肺，而成肺风粉刺、酒刺、酒皶鼻等。如大便秘结，可加大黄、大青叶。

（20）白疕一号方

处方：生地30克　生槐花30克　山豆根9克　白鲜皮15克　草河车15克　大青叶15克　紫草15克　黄药子12克

功用：凉血清热，解毒治疮。

主治：牛皮癣进行期。

方义：生地、生槐花、紫草凉血清热；山豆根、草河车、大青叶清热解毒；白鲜皮消风止痒；黄药子凉血解毒。用于牛皮癣进行期，血热风燥之证。

（21）白疕二号方

处方：土茯苓30克　忍冬藤9克　生甘草6克　板蓝根15克　威灵仙15克　山豆根9克　草河车15克　白鲜皮15克

功用：清热解毒，祛风除湿。

主治：牛皮癣早期。

方义：土茯苓、白鲜皮、威灵仙祛风除湿；板蓝根、山豆根、草河车、忍冬藤、生甘草清热解毒。

（22）去疣二号方（马齿苋合剂二方）

处方：马齿苋60克　蜂房9克　生苡仁30克　紫草15克

功用：解毒去疣。

主治：扁平疣，寻常疣，传染性软疣。

方义：马齿苋清热解毒；生苡仁除湿去疣；紫草凉血清热；蜂房以毒攻毒。合而用之，去疣解毒。

用法：每日水煎服1剂，7剂为1个疗程，至多2个疗程进行观察。

（23）去疣三号方（马齿苋合剂三方）

处方：马齿苋60克　败酱草15克　紫草15克　大青叶15克

功用：清解疣毒。

主治：扁平疣，传染性软疣。

方义：马齿苋、败酱草、大青叶清热解毒；紫草凉血清热。综合起来，清解疣毒。

用法：水煎服，7剂为1个疗程，至多服2个疗程，进行观察。

（24）去疣四号方

处方：当归尾9克　赤白芍各9克　桃仁9克　红花

9克　熟地 12克　牛膝 9克　赤小豆 15克　山甲片 9克

功用：活血去疣。

主治：多发性寻常疣、跖疣。

方义：本方以山甲片为主药，取其攻窜之力。其余均为养血活血，以助其势。

用法：每剂水煎 2次，另加黄酒 1两，早晚分服。5剂为 1个疗程，至多 2个疗程，进行观察。

4. 其他类

（25）皮癣汤

处方：生地 30克　当归 9克　赤芍 9克　黄芩 9克苦参 9克　苍耳子 9克　白鲜皮 9克　地肤子 9克　生甘草 6克

功用：凉血润燥，祛风止痒。

主治：泛发性神经性皮炎，皮肤瘙痒症，丘疹性湿疹。

方义：生地、当归、赤芍凉血润燥；黄芩、甘草清热解毒；苍耳子、苦参、白鲜皮、地肤子祛风除湿，清热止痒。此方适用于血热风燥之证，起红色丘疹，瘙痒极甚，舌质红，苔薄白或薄黄等。

（26）风癣汤

处方：生地 30克　玄参 12克　丹参 15克　当归 9克白芍 9克　茜草 9克　红花 9克　黄芩 9克　苦参 9克　苍耳子 9克　白鲜皮 9克　地肤子 9克　生甘草 6克

功用：养血和营，消风止痒。

主治：泛发性神经性皮炎，皮肤瘙痒症。

方义：生地、当归、白芍、丹参养血和营；玄参、甘草滋阴润燥；茜草、红花活血；黄芩除湿清热；苦参、苍耳子祛风除湿；白鲜皮、地肤子除湿止痒。本方适用于血虚风燥之证，见皮损肥厚浸润，瘙痒剧甚，舌质淡，苔薄布等。

（27）通络活血方

处方：归尾9克　赤芍9克　桃仁9克　红花9克　香附9克　青皮9克　王不留行9克　茜草9克　泽兰9克　牛膝9克

功用：活血祛瘀，通经活络。

主治：结节性红斑，硬结性红斑，下肢结节病。

方义：归尾、赤芍、桃仁、红花活血祛瘀；王不留行通经活血；青皮、香附理气，气行血亦行；茜草凉血清热；泽兰活血破瘀；牛膝引药下行。用于风湿阻于经络，气滞血瘀，结聚成核，红肿疼痛。

〔**常用成方**〕

1. 除湿药类

（28）龙胆泻肝汤

处方：龙胆草9克　黄芩9克　炒山栀9克　生地30克　车前子9克（包）　木通6克　六一散9克（包）（或用滑石9克　甘草3克）（当归、柴胡）

功用：泻肝胆火，利湿清热。

主治：急性湿疹，脂溢性湿疹，湿疹样皮炎，带状疱疹，下肢丹毒等。

方义：生地凉血清热；胆草、黄芩、栀子苦寒利湿清热；车前子、木通、六一散导湿下行。当归、柴胡一般可不用，如在肝胆经部位，亦可用柴胡，如耳部湿疹（旋耳疮）。本方适用于湿热俱盛型诸证及渗出水多的皮损。

处方来源：李东垣方。

（29）除湿胃苓汤（减味）

处方：苍术9克　陈皮6克　厚朴6克　炒白术9克
猪苓9克　茯苓9克　泽泻9克　六一散（包）9克（防风、
栀子、木通、肉桂）

功用：健脾理湿。

主治：亚急性湿疹，带状疱疹（水疱型），银屑
病，天疱疮等。

方义：本方合平胃散、五苓散加味组成。苍白术、
厚朴、陈皮健脾燥湿；猪茯二苓、泽泻、六一散淡渗利
湿。适用于脾湿型诸证，由于脾运失健，湿从内生，热
象不显，而见舌淡，苔白腻，胃呆，便溏者。

注：后四味可不用。

处方来源：《医宗金鉴·外科心法要诀》。

（30）凉血除湿汤

处方：生地30克　丹皮9克　赤芍9克　忍冬藤15克
苦参9克　白鲜皮9克　地肤子9克　豨莶草9克　海桐皮
9克　六一散9克（包）　二妙丸9克（包）

功用：凉血清热，除湿止痒。

主治：丘疹性湿疹（粟疮）。

方义：生地、丹皮、赤芍凉血清热；忍冬藤清热解
毒；豨莶草、海桐皮、苦参、白鲜皮、地肤子除湿止
痒；六一散、二妙丸利湿清热。

处方来源：自拟方。

（31）萆薢渗湿汤

处方：萆薢9克　生苡仁9克　丹皮9克　黄柏9克
赤苓9克　泽泻9克　通草3克　滑石9克

功用：导湿清热。

主治：湿臁疮（下腿湿疹）。

方义：诸药导湿下行，用于湿热下注诸证。

处方来源：《疡医大全》。

（32）温肾健脾方

处方：吴萸6克　蛇床子12克　补骨脂9克　仙茅9克　益智仁9克　苍术9克　茯苓9克　小茴香9克

功用：温肾助阳，健脾理湿。

主治：肾囊风（慢性阴囊湿疹）。

方义：吴萸、补骨脂、仙茅、益智仁温肾助阳；苍术、茯苓、小茴香健脾理湿。用于肾阳不足，脾湿内生，阴囊发凉、潮湿、出汗、发痒之证。

处方来源：自拟方。

2. 消风药类

（33）活血疏风方

处方：当归12克　丹参12克　赤芍9克　红花9克　荆芥9克　威灵仙9克　白蒺藜9克　苦参9克

功用：活血疏风，除湿止痒。

主治：阴囊湿疹，皮损黯黑，瘙痒略见出水。

方义：当归、丹参、赤芍、红花重在活血；荆芥、灵仙、蒺藜、苦参重在祛风，取"治风先治血，血行风自灭"之旨。

处方来源：自拟方。

（34）祛风燥湿汤

处方：乌蛇9克　独活9克　白芷6克　藁本9克　黄柏9克　白鲜皮9克　银花9克　甘草6克

功用：驱风、除湿、清热。

主治：肾囊风（阴囊湿疹、阴囊神经性皮炎）

方义：乌蛇、独活、白芷、藁本、白鲜皮祛风止痒；黄柏、银花、甘草燥湿清热。适用于风重于湿，肾囊干燥发痒，搔后略有出水之证。

（35）疏风清热饮

处方：荆芥9克　防风9克　牛蒡子9克　白蒺藜9克蝉衣4.5克　生地15克　丹参9克　赤芍9克　炒山栀9克黄芩9克　银花9克　连翘9克　生甘草6克

功用：疏风清热。

主治：荨麻疹（风热型）。

方义：荆芥、防风、牛蒡子、白蒺藜、蝉衣疏表祛风；生地、丹参、赤芍凉营清热；黄芩、山栀、银花、连翘、甘草清热解毒。

处方来源：自拟方。

（36）乌蛇搜风汤

处方：乌蛇6克　羌独活各9克　防风6克　炙僵蚕6克生地15克　丹皮9克　丹参9克　赤芍9克　黄芩9克　银花15克

功用：搜风祛邪，凉血清热。

主治：慢性荨麻疹。

方义：乌蛇、僵蚕搜剔风邪；羌独活、防风祛风外泄；生地、丹参、丹皮、赤芍凉血清热；黄芩、银花清热败毒。适用于风邪久羁，缠绵不愈之证。

处方来源：自拟方。

（37）搜风流气饮

处方：荆芥9克　防风6克　菊花9克　僵蚕9克　白芷6克　当归9克　川芎6克　赤芍9克　乌药9克　陈皮6克

功用：疏风达邪，和营理气。

主治：赤白游风（血管神经性水肿），荨麻疹（肠胃型）。

方义：风热阻于营分则发赤肿，风热阻于气分则发白肿，又称风注。又有风热阻于脏腑，气机失利则腹疼泄泻，均宜此方治之。

（38）止痒永安汤

处方：荆芥9克　防风9克　麻黄6克　桂枝9克　白芷6克　羌活9克　蝉衣6克　当归9克　赤芍9克　桃仁9克　红花9克

功用：祛风散寒，活血和营。

主治：冷激性荨麻疹。

方义：前六味药，辛温祛风散寒；蝉衣散风；归、芍、桃、红活血祛风，调和营卫。用于遇风着冷即起的风痦瘰之证。

（39）通经逐瘀汤

处方：地龙12克　角刺9克　刺猬皮9克　桃仁9克赤芍9克　银花9克　连翘9克

功用：通经化瘀，活血消风。

主治：慢性荨麻疹。

方义：地龙、角刺、刺猬皮通行经络，搜风止痒；桃仁、赤芍活血化瘀；银花、连翘清热解毒。用于瘀血阻于经隧，营卫之气不得宣通，风邪久郁而致风痦瘰日久发作之证，兼风寒者加麻黄、桂枝。

（40）潜阳熄风方

处方：生熟地各15克　当归9克　何首乌9克　紫贝齿30克　磁石15克　生龙牡各15克　代赭石15克　珍珠母30克　白芍9克

功用：潜阳熄风，养血和营。

主治：泛发性神经性皮炎，慢性荨麻疹。

方义：紫贝齿、磁石、生龙牡、代赭石、珍珠母平肝潜阳；生熟地、当归养血；白芍和阴血，泻肝火；何首乌补肝肾、益精血。本方适用于风燥日久，伤阴耗血，内风不熄，皮肤瘙痒不止，见舌质淡，苔净或光，脉弦细等。

处方来源：自拟方。

3. 清热药类

（41）地丁饮

处方：地丁9克　野菊花9克　银花9克　连翘9克　黑山栀9克　半枝莲9克　蒲公英15克　草河车9克　生甘草6克

功用：清热解毒，消肿止痛。

主治：疔疮。

方义：诸药均属清热解毒，毒去则肿消痛止。

处方来源：自拟方。

（42）消痈汤

处方：银花15克　白芷6克　归尾9克　赤芍9克　大贝母9克　花粉9克　炙乳没 各4.5克　角刺9克　炙甲片9克　生甘草6克（防风、陈皮）

功用：散瘀消肿，托毒排脓。

主治：痈、疖病、毛囊炎。

方义：归尾、赤芍、炙乳没、白芷活血和营，消肿止痛；贝母、花粉、角刺、山甲托毒排脓；银花、甘草清热解毒。

处方来源：《外科发挥》原名仙方活命饮。

（43）清暑解毒饮

处方：青蒿9克　厚朴3克　黄连3克　丹皮6克　赤芍6克　银花6克　连翘6克　绿豆衣9克　生甘草3克

功用：清暑邪，解热毒。

主治：小儿头面痱毒、热疖。

方义：青蒿、厚朴、黄连清暑热；丹皮、赤芍凉血清热；银花、连翘、绿豆衣、甘草清热解毒。

（44）普济消毒饮

处方：黄连6克　黄芩9克　玄参9克　板蓝根15克　连翘9克　陈皮6克　马勃1.5克　牛蒡子9克　薄荷3克（后下）　甘草3克　桔梗3克（僵蚕、升麻、柴胡）

功用：清热解毒。

主治：抱头火丹（颜面丹毒），痄腮（腮腺炎）。

方义：黄连、黄芩、板蓝根、连翘、甘草清热解毒；马勃、薄荷、牛蒡子轻散风热；陈皮理气；桔梗载药上浮。

处方来源：李东垣方。

（45）清瘟败毒饮

处方：广犀角3克（研末冲）　生地30克　丹皮9克　赤芍9克　黄连6克　黄芩9克　知母9克　生石膏30克　竹叶9克　银花9克　连翘9克　玄参9克　生甘草9克（栀子、桔梗）

功用：清营凉血，清热解毒。

主治：药物性皮炎，系统性红斑狼疮，寻常性天疱疮。

方义：本方综合犀角地黄汤、白虎汤、黄连解毒汤加减而成，原治温病发斑，气血两燔之证。现以治红斑狼疮、药物性皮炎，毒热入于营血。以犀角、生地、丹皮、赤芍清营凉血；黄连、黄芩、银花、连翘、甘草清解毒热；知母、生石膏清肌热；玄参滋阴；竹叶清心除烦。

处方来源：《温热经纬》。

（46）解毒泻心汤

处方：荆芥9克　防风6克　牛蒡子9克　黄连6克　黄芩9克　栀子9克　知母9克　生石膏30克　木通6克　玄参9克　六一散9克（包）

功用：散风清热，燥湿止痒。

主治：火赤疮（疱疹样皮炎）。

方义：荆芥、防风、牛蒡散风；黄连、黄芩、栀子燥湿；知母、生石膏清肌热；木通、六一散利湿；佐以玄参滋阴。

处方来源：《医宗金鉴·外科心法要诀》。

（47）清脾除湿饮

处方：生地30克　麦冬9克　苍术9克　白术9克　赤苓9克　泽泻9克　黄芩9克　炒栀子9克　茵陈9克　连翘9克　生甘草6克（枳壳、元明粉）

功用：健脾除湿，清热解毒。

主治：天疱疮。

方义：苍术、白术、赤苓、泽泻健脾除湿；黄芩、栀子、茵陈、连翘、甘草清热解毒；佐以生地、麦冬滋阴清热。

处方来源：《医宗金鉴·外科心法要诀》。

（48）芩连平胃散

处方：黄连6克　黄芩9克　苍术9克　陈皮6克　厚朴6克　甘草6克

功用：清脾胃湿热。

主治：羊胡疮（须疮），黄水疮（脓疱疮）。

方义：黄连、黄芩清热燥湿；苍术、陈皮、川朴、甘草健脾化湿。

处方来源：《医宗金鉴·外科心法要诀》。

（49）升麻消毒饮

处方：升麻9克　防风6克　牛蒡子9克　羌活9克　白芷6克　归尾9克　赤芍9克　红花9克　银花9克　连翘9克　生甘草6克（桔梗、山栀）

功用：清热解毒，活血消风。

主治：红云风（多形红斑），黄水疮（湿疹、脓疱疮）。

方义：升麻、防风、羌活、白芷、牛蒡散风；归尾、赤芍、红花活血；银花、连翘、甘草解毒。

处方来源：《医宗金鉴·外科心法要诀》。

（50）化斑解毒汤

处方：玄参12克　知母9克　生石膏30克　黄连6克　连翘9克　升麻9克　生甘草6克　竹叶30片（牛蒡子）

功用：滋阴解毒，清肌热。

主治：丹毒，紫癜，漆疮（漆性皮炎）。

方义：本方由化斑汤合清胃散加减而成。原治热入阳明发斑之证。玄参滋阴；知母、生石膏清肌热；升麻、黄连、连翘、甘草清热解毒；竹叶轻清风热。

处方来源：《医宗金鉴·外科心法要诀》。

（51）顾步汤

处方：黄芪30克　当归30克　牛膝15克　玄参15克　石斛15克　银花30克　菊花15克　地丁30克　公英30克　生甘草15克

功用：行气活血，清热解毒。

主治：脱疽（脉管炎）后期。

方义：黄芪补气行血；当归、牛膝活血和营；玄参、石斛养阴；银花、地丁、公英、菊花、甘草清热解毒。

处方来源：《外科真诠》。

（52）枇杷清肺饮

处方：枇杷叶9克　桑白皮9克　黄连6克　黄芩9克（原方为黄柏）甘草6克（人参）

功用：清肺经热。

主治：肺风粉刺（痤疮）。

方义：枇杷叶、桑白皮、黄芩清肺热；黄连清心火；甘草解毒。

处方来源：《医宗金鉴·外科心法要诀》。

（53）凉血四物汤

处方：生地30克　当归9克　川芎6克　赤芍9克陈皮9克　红花9克　黄芩9克　赤茯苓9克　生甘草6克

功用：凉血清热，活血祛瘀。

主治：痤疮，酒皶鼻。

方义：生地滋阴凉血；当归、川芎、赤芍、红花活血破瘀；黄芩清上焦之热；佐以陈皮理气；赤茯苓清热利湿；甘草清热解毒。适用于痤疮日久，酒皶鼻中期，舌质红，苔薄黄腻等。

处方来源：《医宗金鉴·外科心法要诀》。

4. 活血药类

（54）和营消肿汤

处方：当归尾9克　赤芍9克　桃仁9克　红花9克黑山栀9克　大贝母9克　天花粉9克　丝瓜络9克　木通6克　炙甲片9克　炙乳没各6克

功用：活血和营，消肿解毒。

主治：一切痈肿（脓疡）。

方义：归尾、赤芍、桃仁、红花活血化瘀；山栀清热；贝母、天花粉、丝瓜络、甲片、木通通络消肿；乳香、没药活血止痛。

处方来源：章氏经验方。

（55）独活寄生汤（加减）

处方：独活9克　桑寄生9克　防风己各9克　桂枝9克　秦艽9克　当归12克　川芎9克　赤芍15克　牛膝9克　细辛6克　茯苓9克　甘草9克

功用：祛风除湿，通络活血。

主治：皮痹（硬皮病）、脉痹（血栓闭塞性脉管炎）等，以此方加减治之。

方义：独活、寄生、防风己、秦艽、茯苓祛风除湿；当归、赤芍、川芎和营活血；桂枝、细辛、牛膝温经通络。

处方来源：《千金方》。

（56）当归四逆汤

处方：当归12克　桂枝9克　赤芍15克　细辛3克　甘草9克　大枣7枚　路路通9克（原方为通草）

功用：温经散寒，活血通脉。

主治：雷诺氏征，多形红斑（风寒型），脉管炎等。

方义：当归、赤芍活血和营；桂枝、细辛、路路通温通血脉；甘草、大枣甘温益气。用于阳虚不足，气血运行不利，不能温养四末，而见手足发凉紫绀，脉沉细者。

处方来源：《伤寒论》。

（57）通窍活血汤

处方：赤芍15克　川芎9克　桃仁9克　红花9克　老葱3根　生姜9克　红枣7个　麝香0.3克（绢包）

功用：活血化瘀，通窍活络。

主治：斑秃，酒皶鼻，荨麻疹（血瘀型）。

方义：川芎、赤芍、桃仁、红花活血化瘀；麝香通窍；姜枣调和营卫，老葱通阳入络。

处方来源：《医林改错》。

（58）阳和汤

处方：熟地12克　白芥子9克　鹿角胶9克　肉桂末3克　炮姜炭3克　麻黄3克　甘草6克

功用：温经散寒。

主治：阴疽，附骨疽，脱疽（脉管炎）虚寒型。

方义：熟地、鹿角胶温补助阳；炮姜、肉桂、麻黄温通散寒；白芥子祛寒逐痰；甘草调和诸药。

处方来源：《外科全生集》。

5. 养血药类

（59）四妙汤

处方：生黄芪15克　当归12克　银花15克　生甘草6克

功用：补气养血，固正解毒。

主治：痈、疽后期，生肌长肉。

方义：黄芪补正气；当归养血和营；银花、甘草清热解毒。

处方来源：《外科精要》。

（60）当归饮子

处方：当归9克　熟地12克　白芍9克　川芎6克　首乌9克　黄芪9克　荆芥9克（防风）　白蒺藜9克　甘草6克

功用：养血熄风止痒。

主治：皮肤瘙痒症。

方义：四物、首乌养血滋阴；黄芪补气，气行血亦行；荆芥、蒺藜祛风；甘草润燥。

处方来源：《医宗金鉴·外科心法要诀》。

（61）地黄饮子

处方：生地9克　熟地9克　当归9克　玄参9克　丹皮9克　红花9克　白蒺藜9克　生甘草6克　僵蚕6克　首乌9克

功用：养血滋阴，熄风止痒。

主治：风瘙痒，血风疮（皮肤瘙痒症）。

方义：生熟地、当归养血；首乌、玄参滋阴；丹皮、红花活血祛风；白蒺藜、僵蚕熄风止痒；甘草润燥。本方适用于血虚风燥，皮肤干燥，瘙痒出血者。

处方来源：《医宗金鉴·外科心法要诀》。

（62）养血润肤饮

处方：生地15克　熟地15克　天冬9克　麦冬9克　天花粉9克　当归9克　黄芪9克　升麻6克　黄芩9克　桃仁9克　红花9克

功用：滋阴养血，润燥止痒。

主治：皮肤瘙痒症，牛皮癣静止期（血虚风燥型），红皮症等。

方义：二地、二冬、天花粉滋阴润燥；黄芪、当归补气养血；升麻、黄芩清热；桃仁、红花活血祛风。适用于日久伤阴耗血，血虚风燥之证，皮肤干燥、脱屑、瘙痒，舌质红绛等。

处方来源：《外科证治》。

6. 消痰软坚类

（63）海藻玉壶汤

处方：青皮6克　陈皮9克　半夏9克　大贝母9克　当归9克　川芎6克　昆布9克　海藻9克　海带9克　　连

翘9克　独活9克　甘草6克

功用：消痰软坚。

主治：瘿瘤、痰核、皮肤猪囊虫病。

方义：青皮、陈皮、半夏、贝母消痰；昆布、海藻、海带软坚；当归、川芎活血；独活、连翘散结；甘草反佐。

处方来源：《医宗金鉴·外科心法要诀》。

（二）丸、丹、膏剂

1. 丸剂　丸者缓也，要求其缓缓奏效，便于慢性病长期服用，且不易变质，携带方便，亦可与汤剂交替应用，以巩固疗效。一般分水丸（绿豆大，入胃后易于溶化）、蜜丸（桂圆核大，入胃后溶化较慢）。

2. 丹剂　没有固定剂型。有的为散剂，入胃后可直接起作用，发生药效，又便于小儿调服，如化毒丹。有的为丸剂，如小金丹。

3. 膏剂　将药加水煎汁，再浓缩成膏，加以蜂蜜，便于冲服，且利于保存，如苍术膏。

〔经验方〕

（64）除湿丸

配方：干地黄180克　玄参120克　丹参150克　当归90克　茯苓90克　泽泻90克　白鲜皮150克　蛇床子90克　地肤子90克

制法：研成细末，水泛小丸，每包装18克。

功用：滋阴养血，除湿止痒。

主治：亚急性湿疹，慢性阴囊湿疹。

用法：每日服2次，每次服半包，开水送服。

（65）宁荨丸（一号）

配方：生地 300 克　当归 90 克　荆芥 90 克　蝉衣 60 克　苦参 90 克　白蒺藜 90 克　知母 90 克　生石膏 150 克　紫草 90 克　桃仁 90 克　生甘草 60 克

制法：研成细末，炼蜜为丸，每丸重 9 克。

功用：凉血活血，消风止痒。

主治：急慢性荨麻疹，玫瑰糠疹，脂溢性皮炎等。

用法：每日服 2 次，每次服 2 丸。

（66）宁荨丸（二号）

配方：生黄芪 310 克　防风 250 克　炒白术 250 克　桂枝 310 克　白芍 310 克　生姜 150 克　甘草 150 克　大枣 310 克

制法：研成细末，炼蜜为丸，每丸重 9 克。

功用：固卫御风。

主治：慢性荨麻疹（遇风冷即起）。

用法：每日服 2 次，每次服 2 丸。

（67）土茯苓丸

配方：土茯苓 310 克　白鲜皮 125 克　山豆根 250 克　草河车 250 克　黄药子 125 克　夏枯草 250 克

制法：上药研成细末，炼蜜为丸，每丸重 6 克。

功用：清热解毒。

主治：银屑病进行期。

用法：每日服 2 次，每次 3 丸，开水送服。

（68）山白草丸

配方：山豆根 90 克　白鲜皮 90 克　草河车 90 克　夏枯草 45 克　鱼腥草 90 克　炒三棱 45 克　炒莪术 45 克　王不留行 45 克　大青叶 45 克

制法：上药研成细末，蜂蜜炼丸，每丸重 6 克。

功用：清热解毒，散风软坚。

主治：银屑病静止期，皮损较厚者。

用法：每日服 2 次，每次 3 丸，开水送服。

（69）止痒丸

配方：生地 310 克　玄参 90 克　当归 90 克　红花 90 克　茜草 90 克　白芍 90 克　苦参 90 克　苍耳子 90 克　白蒺藜 90 克

制法：以上各药，研成细末，炼蜜为丸，每丸重 9 克。

功用：润肤止痒。

主治：皮肤瘙痒症，神经性皮炎，脂溢性皮炎。

用法：每日服 2 次，每次 1～2 丸，开水送服。

（70）生发一号丸

配方：生熟地各 90 克　当归 90 克　白芍 60 克　女贞子 30 克　菟丝子 30 克　羌活 30 克　木瓜 30 克

制法：上药研成细末，炼蜜为丸，每丸重 9 克。

功用：养血消风。

主治：脂溢性脱发。

方义：本方生熟地、当归、白芍养血滋阴；菟丝子、女贞子滋肝益肾；羌活、木瓜祛风止痒。用于血虚风燥，头皮屑多、发痒，头发稀落者。

用法：每日早晚各服 1 丸，开水送服。

（71）生发二号丸

配方：干地黄 60 克　山药 60 克　枸杞子 60 克　女贞子 60 克　桑椹子 60 克　神曲 30 克　蚕砂 30 克

制法：以上各药研成细末，炼蜜为丸，每丸重 9 克。

功用：滋肝益肾，凉血消风。

主治：斑秃。

方义：本方均为滋肝益肾之品，佐以蚕砂祛风燥湿。恐其久服滋腻伤胃，故用神曲助运，使其补而不滞。用于因七情（忧、思、恐、惊）而伤肝肾，致风从内生，头发突然脱落者。

用法：每日早晚各服1丸，开水送服。

（72）乌发丸

配方：当归90克　黑芝麻90克　女贞子60克　旱莲草60克　桑椹子60克　侧柏叶60克

制法：上药研成细末，炼蜜为丸，每丸重9克。

功用：凉血清热，滋肝益肾。

主治：青少年白发、斑秃。

方义：当归养血；黑芝麻滋肝肾、乌须发；女贞子、旱莲草、桑椹子、侧柏叶滋肾阴，清血热。用于青少年由于血热所致的白发、斑秃，舌质红绛者。

用法：每日早晚各服1丸，开水送服。

附：章氏经验方

（73）内消丸（原名虚痰丸）

配方：炙山甲片末250克　炙全虫末125克　炙蜈蚣60克（研末）　斑蝥末30克

制法：上列各药研和一起，另用糯米粽3只，石臼内捣烂，逐渐加入上药，捣至适能捻成丸子为度，捻丸如梧桐子大，晒干，备用。

功用：消肿软坚。

主治：痈、疽、无名肿毒（包括肿瘤）。

用法：每日服3丸，开水送下。

（74）追龙丸

配方：斑蝥（炒干研极细末）60克

制法：用糯米粽捣烂成糯米浆。另将斑蝥末放石臼内，逐次加入糯米浆，捣至适可做丸为度，捻成荞麦子大小丸药（比芥菜子略大），晒干，备用。

功用：内消肿核。

主治：痰核、瘿瘤、阴疽、无名肿毒。

用法：每日服1丸，开水吞服（不可嚼碎），不可多服。

注意事项：有泌尿系统病者禁服。服丸后如发生小便刺痛、尿闭或尿血等情况，应立即停服，并服生鸡蛋清可解。

（75）头号虚痰丸

配方：斑蝥末30克　炮山甲250克（研末）

制法：同上，用糯米浆加药末捣和，做成绿豆大药丸。

功用：内消肿核。

主治：痰核，阴疽，瘿瘤，无名肿毒。

用法：每日服1～2丸，不可多服，不要嚼碎，开水送服。

注意事项：同追龙丸。

（76）嶙峒丹

配方：①牛黄3克　麝香3克　梅花冰片3克

②炙乳没、大黄、参三七、儿茶、天竹黄、血竭各9克　山羊血15克

③月黄3克　用豆腐制过

制法：①前3味药另研成末；②后7味药研细，与①同研和；③月黄用豆腐一块同煮成水。总合以上各药，再加面粉调浆适量，捣和为丸。每粒潮重2克，藏石灰箱内，燥干，每个装蜡壳内封固。

功用：活血祛瘀，消散肿毒。

主治：痈、疽、流注、疔疮走黄（脓毒症、败血症）。

用法：每日服半粒，开水送服。

（77）脱力丸

配方：针砂（铁屑）适量　大枣肉（去核）120克

制法：将大枣肉放石臼内捣烂成泥，逐渐加入针砂，捣至能成丸为度，制丸如梧桐子大，晒干。

功用：补血。

主治：肺痈（肺脓疡），脱力黄病（钩虫病）。

用法：每日服7丸，米汤送下。

注意事项：服药期间，忌食鸡蛋、面食、鱼腥、茶。

（78）头号化毒丹

配方：红升丹（红粉）1.5克　水银3克　大枣肉10枚

制法：先将大枣剥去核，在石臼内捣烂如泥，再加入红粉（研细）、水银，再捣至极烂，以不见星为度。

功用：清化解毒。

主治：小儿胎毒，胎癞疮（婴儿湿疹）。

用法：每日摘粟粒大小1粒，开水送下。

禁忌：服药期间，忌吃花生、鸡蛋、鱼腥发物。

（79）二号化毒丹

配方：牛黄1.5克　轻粉3克

制法：先将牛黄研细，再加轻粉研细，以不见星为度，混匀、装瓶密封。

功用：清化解毒。

主治：胎毒、胎癞疮（婴儿湿疹）、头面热毒、疖肿,大便干秘者。

用法:量儿大小,每日服 0.15 克至 0.3 克,蜂蜜少许调服。

注意事项:服药期间忌食鸡蛋、花生、鱼腥发物。

(80)西黄化毒丹

配方:牛黄 1.5 克　琥珀末 30 克

制法:先将牛黄研细,再加琥珀研细,混匀,装瓶内。

功用:清化解毒。

主治:胎癞疮(婴儿湿疹)大便不成形者。

用法:量儿大小,每日服 0.15 克至 0.3 克,蜂蜜少许调服。

注意事项:服药期间,忌食鸡蛋、鱼腥发物。

〔**常用成方**〕

(81)犀黄丸

处方:乳香 30 克　没药 30 克　牛黄 0.9 克　麝香 4.5 克

制法:上药研细末,黄米饭 30 克捣丸,如绿豆大。

功用:清热解毒,消肿化坚。

主治:痈、疽、肿毒、肿瘤。

用法:每日服 2～3 次,每次 3 克。

处方来源:《外科全生集》。

(82)活血消炎丸(市售成药)

处方:炙乳香 180 克　炙没药 180 克　牛黄 4.5 克　菖蒲膏 22.5 克

制法:以上研成细末,加入菖蒲膏,黄米饭 90 克捣烂为丸,绿豆大。

功用:活血散痈,消肿软坚。

主治：痈、疽、疖肿、疮毒。

用法：每日 2 次，每次 3 克。

（83）醒消丸

处方：炙乳香 30 克　炙没药 30 克　雄精 15 克　麝香 4.5 克

制法：上药研成细末，加黄米饭 30 克捣烂为丸，如绿豆大。

功用：活血解毒，消肿止痛。

主治：痈、疽、肿毒、肿瘤。

用法：每日 1~3 次，每次服 3 克。

处方来源：《外科全生集》。

（84）活血解毒丸（市售成药）

处方：乳香、没药各 30 克醋炙　菖蒲膏 3.6 克　蜈蚣 6 克　雄黄 15 克

制法：上药研和，黄米饭 25.5 克捣烂为丸。

功用：解毒消肿，活血止痛。

主治：同醒消丸。

用法：每日 2 次，每次 3 克，温黄酒或温开水送下。

（85）小金丹（附：散结灵）

处方：白胶香、炙草乌、五灵脂、地龙、木鳖子肉各 45 克　炙乳香、炙没药、当归各 22.5 克　麝香 9 克　墨灰 3.6 克

制法：各研细末，同和，用糯米粉 36 克为糊，捣和为丸。每粒约（干）重 3 克。

功用：消痰软坚，活血止痛。

主治：瘰疬、痰核、肿瘤等。

用法：每日服 1~2 丸。

处方来源：《外科全生集》。

注：市售的"散结灵"，根据本方，用菖蒲膏代麝香，制成药片，每瓶24片，每次服4片，每日2次。

（86）防风通圣丸（市售成药）

处方：防风　芥穗　麻黄　薄荷　当归　川芎　赤芍　白芷　大黄　芒硝　栀子　黄芩　连翘　生石膏　滑石　桔梗　甘草

制法：研成细末，水法为丸。

功用：泻火清热，消风止痒。

主治：荨麻疹、湿疹、急性牛皮癣、皮肤瘙痒症。

用法：每日2次，每次6～9克，开水送服。

处方来源：《宣明论》原方为散剂，改制成丸。

（87）龙胆泻肝丸（市售成药）

处方：生地、龙胆草、泽泻、柴胡各180克　栀子、当归、黄芩、木通、车前子、甘草各90克

制法：研成细末，水法为丸。

功用：利湿清热。

主治：湿疹、丹毒。

用法：每日2次，每次6～9克，开水送下。

注：从龙胆泻肝汤，改制成丸。

（88）二妙丸（市售成药）

处方：苍术500克　黄柏500克

制法：研成细末，水法为丸。

功用：清热燥湿。

主治：湿疹、慢性丹毒。

用法：每日2次，每服3～9克，开水送服。

处方来源：《丹溪心法》原方二妙散，改制成丸。

（89）大黄䗪虫丸（市售成药）

处方：大黄75克　䗪虫30克　虻虫60克　水蛭60克

蛴螬 60 克   生地 310 克   桃仁 60 克   杏仁 60 克   黄芩 60 克
赤芍 125 克   甘草 90 克   干漆 30 克（煅）

制法：共研细末，炼蜜为末，每丸 3 克。

功用：破血化瘀，软坚散结。

主治：痤疮、酒皶鼻。

用法：每日服 2 次，每次 1 丸。

注意：孕妇忌服。

处方来源：《金匮要略》。

（90）栀子金花丸（市售成药）

处方：黄连 30 克   知母 250 克   天花粉、黄柏各 375 克
大黄、栀子、黄芩各 750 克

制法：研细末，水法为丸。

功用：清热解毒。

主治：痈、疖、疮毒，大便干结。

用法：每日 2 次，每服 6 克，开水送服。

（91）加味逍遥丸（市售成药）

处方：当归 30 克   白芍 30 克   白术 30 克   茯苓 30 克
丹皮 45 克   炒栀子 45 克   甘草 30 克

制法：研成细末，水法为丸。

功用：舒肝解郁，调和气血。

主治：黄褐斑、指甲病。

用法：每日服 2 次，每次 6~9 克，开水送服。

处方来源：《和剂局方》原方丹栀逍遥散，改制成丸。

（92）阳和丸

处方：肉桂 12 克   白芥子 30 克   炮姜 12 克   熟附子
12 克

制法：研成细末，炼蜜为丸，每丸 6 克。

功用：温经通络，回阳散寒。

主治：血栓闭塞性脉管炎，雷诺氏征，网状青斑。

用法：每日 2 次，每服 1~2 丸。

处方来源：《外科全生集》。

（93）祛风换肌丸

处方：大胡麻、苍术、牛膝、石菖蒲、苦参、首乌、花粉、威灵仙各 60 克　当归、川芎、甘草各 30 克

制法：上药研细末，炼蜜为丸，每丸 9 克重。

功用：润肌止痒。

主治：白屑风（干性皮脂溢、脂溢性皮炎）。

用法：每日 2 次，每次服 1~2 丸。

处方来源：《医宗金鉴·外科心法要诀》。

（94）祛风地黄丸

处方：生熟地各 125 克　牛膝、白蒺藜各 90 克　知母、黄柏、枸杞子各 60 克　菟丝子、独活各 30 克

制法：研成细末，炼蜜为丸，如梧桐子大。

功用：养血滋阴润燥。

主治：鹅掌风，手掌干裂。

处方来源：《医宗金鉴·外科心法要诀》。

（95）小败毒膏（市售成药）

处方：大黄 150 克　赤芍 150 克　黄柏 150 克　蒲公英 310 克　陈皮 125 克　白芷 90 克　花粉 90 克　乳香 30 克　当归 30 克　银花 30 克　木鳖子 30 克　甘草 30 克

制法：入锅内熬水 4 次，取药汁再熬成浓膏，加蜂蜜 750 克，装瓶。

功用：清热解毒，消肿止痛。

主治：疮疖、肿毒。

用法：每瓶 60 克，日服 2 次，每次 15 克，开水

冲服。

（96）苍术膏

处方：一方：苍术1000克

二方：苍术1000克　当归90克　白鲜皮60克

制法：上药加水连熬3次，取汁，慢火煎成浓膏，加蜂蜜250克，调和成膏。

功用：一方：健脾燥湿。二方：养血润燥。

主治：一方：慢性丹毒。二方：毛发红糠疹，毛孔性苔癣，掌跖角化，鱼鳞癣等症。

用法：每日2次，每次服1匙，开水冲化服。

二、外 用 药 方

［经验方及常用方］

（一）药　膏

药膏相当于软膏，是外科、皮肤病外用药中最常用的一种剂型，由药物及基质两部分组成。大致可分两种类型：①把中草药或矿物药研成细末，加上基质调制而成。基质一般多以麻油加蜂蜡、凡士林为主。②把中草药浸泡于植物油中经煎熬去渣，再加入蜂蜡溶化后成膏（如113、123）。一般植物油调制的药膏，比矿物油调制的油膏易于渗透、效果较好。用于皮肤病的药膏，多直接涂布于皮损上，应该暴露，不用纱布包扎。用于痈、疽、疔、疖的药膏，应涂布于纱布上一厚层，然后覆盖疮面，外用胶布固定。

（97）湿毒膏

配方：青黛 150 克　黄柏末 310 克　煅石膏末 310 克
炉甘石末 180 克　五倍子末 90 克

制法：先将青黛和黄柏研细，后加入三种药研和，
再加入凡士林，调成 30% 油膏。

功用：收湿止痒。

主治：慢性湿疹，皲裂性湿疹。

用法：涂敷皮损上，每日 1～2 次。

（98）湿疹膏

配方：青黛 60 克　黄柏末 60 克　氧化锌 620 克　煅石
膏末 620 克　麻油 620 克　凡士林 930 克

制法：先将青黛入乳钵内研细，加入黄柏末研和，
加氧化锌研和，煅石膏研极和，最后加入凡士林麻油调
和成膏。

功用：收湿止痒。

主治：婴儿湿疹或亚急性湿疹，渗水不多者。

用法：薄涂皮损上。

（99）皮湿一膏

配方：地榆末 620 克　煅石膏 620 克　枯矾 30 克

制法：上药研和，加凡士林调成 50%～60% 油膏，
可随天气冷热而不同。

功用：收湿、清热、止痒。

主治：急性、亚急性湿疹。

用法：外搽患处。

（100）皮湿二膏

配方：密陀僧末 930 克　地榆末 460 克　凡士林 2800 克

制法：密陀僧及地榆末研和，再加凡士林调和
成膏。

功用：收湿止痒。

主治：亚急性、慢性湿疹。

用法：涂敷皮损上。

（101）五石膏

配方：青黛9克 黄柏末9克 枯矾9克 蛤粉60克 炉甘石60克 煅石膏90克 滑石12克 凡士林370克 麻油250毫升

制法：以上七种药，共研细末，加入凡士林及香油内，调和成膏。

功用：收湿止痒。

主治：湿疹渗水不多时。

用法：薄涂皮损上。

（102）薄肤膏

配方：密陀僧末620克 白及末180克 轻粉125克 枯矾30克 凡士林1870克。

制法：先将轻粉研细至不见星为度，逐次加入密陀僧、白及末，最后加入枯矾研极细。加入凡士林调成油膏。

功用：薄肤、止痒。

主治：慢性湿疹，皮损较厚者。

用法：涂擦于皮损上。

（103）五倍子膏

配方：五倍子末310克 黄柏末90克 轻粉60克。

制法：先将轻粉研细末，不见星为度，然后与五倍子末、黄柏末同研极和。另用凡士林280克，麻油180毫升，调成适当稠度的油膏。

功用：薄肤、止痒。

主治：慢性阴囊湿疹，神经性皮炎。

用法：薄敷患处，每日一、二次。

（104）狼毒膏

配方：狼毒、槟榔、川椒、蛇床子、大枫子仁、硫黄、五倍子各90克　朴硝90克　黄蜡250克　猪胆汁10个　麻油1300毫升

制法：将前七味药研成细末，过筛；另将麻油入锅内加温，逐渐加入朴硝（可起泡沫，当心外溢），然后加入黄蜡溶化，再加猪胆汁、药末，同调和成膏。

主治：慢性阴囊湿疹，皲裂性湿疹。

用法：外用涂敷皮损上。

处方来源：《医宗金鉴·外科心法要诀》。

（105）皮脂膏

配方：青黛6克　黄柏末6克　煅石膏60克　烟胶60克

制法：以上各药共研细末，加凡士林500克调成油膏。

功用：收湿止痒。

主治：慢性湿疹。

用法：外搽患处。

（106）利肤膏

配方：雄黄、枯矾、松香各125克

制法：研成细末，用麻油调成油膏。

功用：收湿止痒。

主治：病疮（手背慢性湿疹）。

用法：外搽皮损上。

（107）玉黄膏

配方：当归30克　白芷9克　姜黄90克　甘草30克　轻粉6克　冰片6克　蜂白蜡90～125克

制法：先将前4种药，浸泡麻油内3天，然后炉火

上熬至枯黄，离火去渣，加入轻粉、冰片（预先研末），最后加蜂白蜡溶化（夏加 125 克，冬加 90 克），调搅至冷成膏。

功用：润肌止痒。

主治：皮肤皲裂。

用法：常与他药配合，治皮肤病。

（108）祛湿膏

配方：祛湿散460 克　玉黄膏1560 克

制法：调和成膏。

功用：润肤止痒。

主治：脂溢性皮炎，神经性皮炎（初起时）。

用法：薄涂皮损上。

（109）新五玉膏

配方：祛湿散1560 克　硫黄末150 克　五倍子末150 克　铅粉150 克　玉黄膏2200～2500 克

制法：先将 4 种药末研和，逐渐加入玉黄膏内调和成膏。嫌干可加入香油少许。

功用：润肌止痒。

主治：神经性皮炎，脂溢性皮炎。

用法：薄涂皮损上。

（110）皮癣膏

配方：黄柏、白芷、轻粉各25 克　煅石膏、蛤粉、五倍子各30 克　硫黄、雄黄、铜绿、章丹各15 克　枯矾、胆矾各6 克

制法：以上各药均取净末，研和极匀，加凡士林500 克调和成膏。

功用：润肌止痒。

主治：神经性皮炎、脂溢性皮炎。

用法：外擦患处，每日 1～2 次。

（111）摩风膏

配方：麻黄 30 克　羌活 60 克　升麻 12 克　防风 12 克　当归 9 克　白及 6 克　白檀香 6 克　香油 310 毫升　黄蜡 15 克

制法：将上药浸入香油内，5 天后文火熬黄，去渣，加入黄蜡熔化，搅至冷成膏。

主治：面游风（脂溢性皮炎）。

用法：用膏抹患处。

处方来源：《医宗金鉴·外科心法要诀》。

（112）红粉膏

配方：红粉（研末）6 克　玉黄膏 30 克

制法：调和成膏。

功用：润肌止痒。

主治：牛皮癣（银屑病）。

用法：薄涂皮损上（开始用时，先试涂一小片，观察有无过敏反应），大面积皮损，宜慎用。

（113）红油膏

配方：红信 250 克　棉子油 2500 毫升　黄蜡 250～500 克

制法：先将红信捣成细粒，与棉子油同放入大铜锅内，置煤球炉或炭火上，熬至红信呈枯黄色，离火待冷，取去药渣，再加温放入黄蜡（冬用 250 克，夏用 500 克）熔化，离火，调至冷成膏。（注意事项：制药时在广场露天操作。因红信有毒，熬时有毒气，应远离。并注意油热度过高时，易燃，严防着火。）

功用：润肤止痒。

主治：银屑病，手癣，手足皲裂。

用法：薄薄涂上一层，使用时先试涂一小片，观

察有无过敏反应，如有反应即停用。大面积银屑病
勿用。

（114）苦楝子膏

配方：苦楝子60克

制法：将苦楝子剥去皮，入锅内炒黄（勿炒焦），
研末，用熟猪油调成糊，备用。

功用：杀虫灭菌。

主治：头癣（黄癣、白癣）。

用法：先剃光头，每日1次，头癣处涂药1遍。几
天后头发长上时，再剃光，再上药，直至治愈。

（115）秃疮膏

配方：紫草60克　百部125克　麻油370毫升　朴硝50
克　硫黄末15克　樟脑6克　黄蜡60克

制法：先将香油入铜锅内，加入百部、紫草熬半枯
去渣，离火，逐渐加入朴硝（起泡沫时应慢慢加），后
加入硫黄、樟脑调搅，最后加入黄蜡熔化调和成膏。

功用、主治、用法同上。

（116）月黄膏

配方：川椒9克　藤黄末25克　黄蜡6克　白蜡6克
麻油30毫升

制法：用麻油入铜锅内熬热，加川椒熬焦去渣，加
入黄、白蜡熔化，倒磁器内加入藤黄末，调成膏。

功用：灭菌止痒。

主治：头癣。

用法：剃光头发，肥皂水洗清，用药直接涂上。

（117）去斑膏

配方：大枫子仁、杏仁、核桃仁、红粉、樟脑各
30克

制法：先将三仁同捣极细，再加红粉、樟脑，一同研细如泥，如太干，加麻油少许调匀。

功用：润肌消斑。

主治：酒皶鼻、粉刺、黄褐斑。

用法：每日搽擦 1 次（先涂小片，观察有无过敏反应）。

（118）水晶膏

配方：糯米 100 克　15％苛性钾液 250 毫升

制法：用糯米泡入上液，隔 24 小时后捣成透明药膏。

功用：腐蚀。

主治：鸡眼、寻常疣。

用法：用胶布挖孔套在患处，保护皮肤，露出疣或鸡眼后，直接涂药，再盖胶布固定，三日换药一次，脱落为止。

（119）烫伤膏

配方：生大黄末 30 克　地榆末 60 克　麻油 500 毫升黄蜡 60 克

制法：麻油入锅加温，加入黄蜡熔化，离火，加入药末，调和成膏。

功用：清火解毒、收敛。

主治：水火烫伤（烧伤）。

用法：直接涂布疮面。

（120）玉露膏

配方：秋芙蓉叶（干后研细末）60 克　凡士林 310 克

制法：调成油膏。

功用：清热消肿。

主治：一切疮疖、肿毒、痈未破时，丹毒、带状疱疹。

用法：直接涂在疮上，外用纱布固定。

（121）金黄膏

配方：金黄散60克　凡士林310克

制法：调成油膏。

功用：主治、用法同玉露膏。

（122）四黄膏

配方：黄连、黄芩、土大黄、黄柏、芙蓉叶、泽兰叶各30克

制法：以上共研细末，另用麻油500毫升入锅加温，加入黄蜡125克熔化，离火再加入上述药末，调和成膏。

功用：清热解毒、消肿。

主治：一切肿毒。

用法：用纱布块涂药一层，贴肿块上，胶布固定。

（123）玉红膏

配方：当归60克　甘草35克　白芷15克　紫草9克血竭12克　轻粉12克　麻油500毫升　白蜡60克

制法：将前四药入麻油内浸3日后，熬枯去渣，加入白蜡熔化，最后将血竭、轻粉研末后，加入搅匀成膏。

功用：生肌长皮。

主治：溃疡面、臁疮。

用法：用纱布条泡入膏内，略去浮油，成为玉红膏纱布，盖疮面上。

处方来源：《外科正宗》生肌玉红膏。

（124）润肌膏

配方：香油125克　奶酥油60克　当归15克　紫草3克黄蜡15克

制法：将药浸入油内，2 天后，文火熬焦去渣，加入黄蜡熔化，搅至冷成膏。

功用：润肌止痒。

主治：头皮白屑风（干性皮脂溢），手足皲裂症。

用法：薄涂一层。

处方来源：《医宗金鉴·外科心法要诀》。

（二）膏　药

膏药相当于现代的硬膏，有两种类型：前一种是用蓖麻仁、松香及药物经过多次捣打而成（125～127）；后一种是用中草药浸泡植物油中再经熬枯去渣，再熬至相当高的热度，滴水成珠，加入章丹，急调至烟尽待冷凝成（128）。

（125）疔疖膏

配方：银朱 15 克　章丹 15 克　轻粉 4.5 克　嫩松香 125 克　蓖麻油 30 毫升　凡士林 18 克

制法：先将轻粉研细，然后与银朱、章丹和在一起。另将蓖麻油入铜锅内加温加入松香熔化，再加凡士林调和。最后加入药末调和成硬膏。

功用：拔毒溃破。

主治：疔疮、疖肿。

用法：挑少许药膏涂疮头上，外用纱布胶布固定。或用拔毒膏一张，挑膏药少许，对准疮头贴上。

（126）红千捶膏

配方：嫩松香 500 克　银朱 105 克　蓖麻子肉 300 克　炙乳香、炙没药各 36 克　麝香 2.4 克

制法：先将蓖麻子肉捣烂，然后加松香、乳香、没药、银朱捣千多次，最后加麝香（研细）再捣匀成硬

膏，放陶罐内。

功用：提毒拔脓。

主治：疔、疮、疖之头未溃者，鳝疷头（穿掘性毛囊炎）。

用法：隔水炖烊，摊厚纸上，贴患处。

（127）绿千捶膏

配方：土木鳖子（去壳）5 个　嫩松香 125 克　铜绿（研细）3 克　乳香 6 克　没药 6 克　蓖麻子（去壳）21 克　巴豆仁 15 克　杏仁 3 克

制法：上药入石臼内，捣千下成稠膏。用时隔水炖热，竹扦挑药，在油纸上摊成膏药。

功用：拔毒提脓。

主治：鳝疷头（穿掘性毛囊炎）。

用法：稍烘热贴于疮上，3 日 1 换，直至治愈。

处方来源：《医宗金鉴·外科心法要诀》。

（128）独角莲膏（市售成药）

配方：①独角莲、皂角刺、白芷、防己、银花、连翘、生南星、刺猬皮、山甲片、当归、海桐皮、苏木、海带、大麻仁、豨莶草各 45 克　干蟾 3 个

②乳香、没药各 35 克　血余 45 克

制法：用麻油 6000 毫升入大铁锅内，加入①部分各药，熬枯去渣，再用强火熬至滴水成珠，离火，投入章丹（冬天约 2500 克，夏天约 3000 克）用铁棒急调，油渐变成黑色，最后将冷凝时加入②药末，调和成膏。

功用：提脓拔毒，消肿软坚。

主治：疖肿、毛囊炎（用小号膏药）；瘢痕疙瘩、神经性皮炎（用大号厚膏）。

用法：用厚纸摊成大、中、小三号厚薄不同的膏

药，用时烘烊贴患处。

处方来源：经验方。

（三）散　　剂

散剂，一般称药粉或药面，由单味药或复方组成（可包括植物、矿物、动物药），经过碾研成末。其中渗药，直接渗于溃疡面，要求较高，需要研磨极细，有的经水飞或细箩筛过。散剂的用处较广，在用法上亦有所不同。

收湿止痒（129~132）：用于皮肤病，一般用植物油调成糊剂，搽于疮面。渗水多时亦可撒于疮面。

清热消肿（135~140）：用于脓疱性皮肤病，都用植物油调搽；用于消炎退肿，可用蜜水或茶水调敷。

化腐生肌（142~148）：都属掺药，一般直接掺于疮面，不宜太多，如有脓腔或瘘管，须用药捻拈化腐药插入。

吹口散（151~153）：用吹药管，将药吹入口腔或咽喉。

（129）青白散

配方：青黛 30 克　海螵蛸末 90 克　煅石膏末 370 克　冰片 3 克

制法：先将青黛研细，次加海螵蛸末研和，后加煅石膏末研和。冰片入研钵内轻轻研细，加入上药少许研和，再加全部药末研和。

功用：收湿止痒，消炎退肿。

主治：湿疹，过敏性皮炎。

用法：渗水多时，将药末掺上；渗水不多，用麻油调敷。

（130）湿疹粉

配方：煅石膏末 310 克　　枯矾末 150 克　　白芷末 60 克 冰片 15 克

制法：先将冰片及白芷末研细，后加煅石膏末、枯矾同研极细。

功用：收湿止痒。

主治：湿疹、脚湿气。

用法：渗水多时用药末外掺，渗水少时用植物油调如糊外搽，亦可加入其他药膏外用。

（131）收湿粉

配方：铅粉 310 克　　松香末 310 克　　枯矾 310 克　　五倍子末 150 克

制法：上药研成细末，调和。

功用：收湿止痒。

主治：湿疹渗水多时。

用法：用药末直接掺于皮损上，或用麻油调敷疮面。

（132）湿毒药

配方：密陀僧末 500 克　　冰片 1.5 克

制法：同研成末。

功用：收湿止痒。

主治：慢性湿疹，黄水疮（脓疱疮），洇疮（尿布皮炎）。

用法：用麻油或菜油调敷，渗水多时直接掺上。

处方来源：章氏经验方。

（133）祛湿散

配方：黄柏末 30 克　　白芷末 30 克　　轻粉 30 克　　煅石膏 60 克　　冰片 6 克

制法：先将轻粉、冰片研细，然后与其他药末，研细极匀。

功用：祛湿止痒。

用法：常与其他药膏混合后用，如与五石膏、玉黄膏、湿毒膏等同用。

（134）发际散

配方：五倍子末 310 克　雄黄末 30 克　枯矾末 30 克

制法：先将雄黄及枯矾研细，后加五倍子末研和。

功用：灭菌止痒，收湿化毒。

主治：毛囊炎、脓疱疮、湿疹感染时。

用法：毛囊炎用香油或醋调敷疮上，脓疱疮或湿疹感染时，与湿疹粉等量混合，香油调搽。

（135）四黄散

配方：大黄末 15 克　黄柏末 15 克　雄黄末 15 克　硫黄末 15 克

制法：以上共研细末。

功用：清热、解毒、消肿。

主治：发际疮（毛囊炎）、疖肿、脓疱疮。

用法：麻油调搽。

（136）龟板散（市售成药）

配方：龟甲末 620 克　黄连 30 克　红粉 15 克　冰片 3 克

制法：共研细末。

功用：收湿止痒，去腐生肌。

主治：湿疹、黄水疮（脓疱疮）、发际疮（毛囊炎）等。

用法：麻油调搽。

（137）三黄丹

　　配方：大黄 90 克　　黄柏 30 克　　黄连 9 克　　煅石膏 60 克
枯矾 180 克

　　制法：以上共研细末。

　　功用：清热、解毒、收湿。

　　主治：黄水疮（脓疱疮）。

　　用法：用麻油调搽，每日 1 次。

　　（138）雄麝散

　　配方：麝香 3 克　　雄黄 90 克

　　制法：先将麝香入乳钵内加雄黄少许先研和，再加
其余雄黄，同研极细，装磁瓶内，勿泄气。

　　功用：消散肿毒。

　　主治：痈肿（肿疡）、流注（脓疡）。

　　用法：用药少许，撒在膏药上，烘烊，外贴。

　　处方来源：章氏经验方。

　　（139）金黄散（市售成药）

　　配方：天花粉、黄柏、大黄、姜黄各 60 克　　苍术、
陈皮、厚朴、白芷、南星、甘草各 18 克

　　制法：上药共研细末。

　　功用：清热解毒，消肿止痛。

　　主治：痈肿、丹毒、带状疱疹、脓疱疮。

　　用法：用蜜水或茶水调敷。

　　处方来源：《外科正宗》原名如意金黄散。

　　（140）颠倒散

　　配方：大黄　　硫黄等分

　　制法：研末。

　　功用：清热化毒。

　　主治：酒皶鼻、粉刺（痤疮）。

　　用法：茶水调搽。晚上涂面，早晨洗去。

处方来源：《医宗金鉴·外科心法要诀》。

（141）脚气粉

配方：六一散9克　枯矾3克

制法：研成细末。

功用：收湿止痒。

主治：脚气渗水，糜烂发痒。

用法：掺脚缝内。

（142）玉肌丹、五五丹、重升丹

配方：①玉肌丹：红升丹（红粉）1.5克　生石膏150克

②五五丹：红升丹（红粉）15克　生石膏150克

③重升丹：红升丹（红粉）15克　生石膏30克

制法：先将红升入乳钵内研细，再加生石膏研成极细末。装褐色玻璃瓶内，不宜见光。

功用：拔毒提脓，去腐生新。

主治：痈疽溃后。

用法：以上三种药，量疮毒轻重选用，用棉花蘸药少许，轻撒疮面上或用药捻（药条）蘸药插入疮口。

（143）九黄丹

配方：雄黄6克　月石6克　红升9克　煅石膏18克　朱砂3克　川贝末6克　炙乳香6克　炙没药6克　冰片1克

制法：以上各药分别研细，然后合研极和，装磁瓶内或褐色玻璃瓶中，勿见光。

功用：拔毒提脓，祛腐生肌。

主治：疔、痈、疽、溃疡。

用法：用少许掺在疮面上。

（144）拔疔散

配方：（一方）玄参炒干研末9克　血竭末9克　炙乳没各3克　斑蝥7只　全蝎炒干3只　麝香0.3克　冰片2克

（二方）壁丁30克　磁石18克　雄黄6克　大蜈蚣8条　全蝎6只　母公丁香各10粒　麝香0.6克　冰片3克

制法：以上各药逐次研细末，装磁瓶内勿泄气。

功用：拔疔毒。

主治：面部疔疮。

用法：用拔毒膏一张，中间掺药少许，贴疮头上。

（145）红粉纱条

配方：红粉末25克　朱砂末6克　玉红膏125克

制法：上药熔化，用纱布剪成不同大小的块片，浸药内，经高压消毒后备用。

功用：提毒祛腐。

主治：溃疡面。

用法：直接敷于溃疡面，外用纱布、胶布固定。

（146）七层丹

配方：银朱60克　章丹125克　铜绿30克　松香250克

制法：以上各药，依次入乳钵内，研细极和。

功用：拔毒祛腐。

主治：小腿臁疮，疮面腐肉不清。

用法：用麻油调，摊贴疮面，有新鲜肉芽时改用生肌药。

（147）桃花丹

配方：章丹3克　生石膏60克

制法：先将章丹入乳钵内研细，再加石膏研极细末。

功用：生肌长肉。

主治：溃疡疮面，腐肉已清，已露新肌。

用法：用少许外掺疮面。

（148）生肌散

配方：轻粉30克　血竭末9克　龙骨末9克　炙乳香3克　煅石膏末30克　赤石脂末30克

制法：以上各药依次加入，研成细末，装瓶，备用。

功用：生肌长肉。

主治：溃疡疮面，腐肉已清，已露新肌。

用法：用少许直接撒在疮面，外盖玉红膏纱条，再盖敷料。

（149）平肉散

配方：铜绿30克研细末

功用：平蚀胬肉。

主治：疮口肉芽过高。

用法：直接撒在疮面。

（150）千金散

配方：乳香、没药、轻粉、朱砂、白信、赤石脂、五倍子、醋制蛇含石、雄黄各15克

制法：以上共研细末，装瓶备用。

功用：腐蚀恶肉。

主治：寻常疣、鸡眼。

用法：将药末用冷开水调涂患处，外用纱布、胶布固定，3天换1次。

（151）红吹散

配方：朱砂2.5克　月石9克　元明粉9克　乌贼骨8克　煅石膏1.5克　西瓜霜3克　冰片1.5克

制法：以上各药逐次入乳钵内研成细末，装瓶，勿

泄气。

功用：祛腐生新，利咽消肿。

主治：口糜、口疳、舌碎、牙疳、咽喉病诸证。

用法：用吹药管吹入患处。

（152）黄吹散

配方：牛黄 0.3 克　月石 30 克　冰片 1.5 克

制法：先将牛黄入乳钵内研细，加月石研细，最后加冰片研细，装瓶，勿泄气。

功用：清热利咽。

主治：咽喉肿痛、腐烂，口糜，舌碎。

用法：用吹管吹药入内。

（153）青吹散

配方：青黛 3 克　薄荷叶末 1 克　黄柏末 2 克　川连末 1.5 克　煅石膏 9 克　煅月石 18 克　冰片 3 克

制法：先将头 4 味药研和，逐次加入煅石膏、煅月石研细，最后加冰片研细，装瓶，勿泄气。

主治：口疮、舌糜、咽喉病。

用法：用药管吹于患处。

（四）擦　药

擦药包括四类：①酊剂（154～159）：用药物置于酒或醋中，浸渍 7 日～1 月后，去渣备用，能杀虫止痒，多用于癣病。②洗剂（160～161）：将药粉同蒸馏水、甘油混合而成，用于皮肤病，能除湿止痒。③涂擦剂（162～163）：制成药末后，用黄瓜蒂等蘸药反复涂擦，用于汗斑等症。④油剂（165～167）：用鸡蛋炼取其油，一般起润肤止痒作用。

（154）羊蹄根酒（一号癣药水）

配方：羊蹄根（土大黄）180 克　土槿皮 180 克　制川乌、槟榔、百部、海桐皮、白鲜皮、苦参各 30 克　蛇床子、千金子、地肤子、番木鳖、蛇衣、大枫子各 15 克蜈蚣末 9 克　白信 6 克　斑蝥 6 克（布包）

制法：以上各药加入高粱酒 2500 毫升，密封大口瓶内，浸半月至 1 个月后，去药渣备用。

功用：灭菌止痒。

主治：体癣、股癣、神经性皮炎。

用法：用毛笔蘸药水外涂。

（155）二号癣药水

配方：土槿皮 1250 克　千金子 6 克　斑蝥 40 只（布包）

制法：用白酒（高粱酒）5000 毫升加入上药装入大口瓶内，密封，浸泡半月至 1 个月，去渣备用。

功用：灭菌止痒。

主治：体癣、汗斑、单纯糠疹（桃花癣）。

用法：每日用毛笔刷外涂 1～2 次。

（156）斑蝥醋（三号癣药水）

配方：①土槿皮 180 克　蛇床子 125 克　百部 125 克斑蝥 3 克（布包）

②硫黄 125 克　樟脑 18 克　白信 18 克　轻粉 18 克　研成细末。

制法：先将①加入米醋 5000 毫升，泡浸 1 个月后去渣，再加入②。

功用：灭菌止痒。

主治：神经性皮炎、头癣、脚癣、体癣。

用法：用时振荡，毛笔蘸水涂上。

（157）皮癣水

配方：土槿皮 620 克　紫荆皮 310 克　苦参 310 克　苦楝

根皮 150 克　生地榆 150 克　千金子 50 粒　斑蝥 100 只（布包）蜈蚣 30 条　樟脑 310 克

制法：将前五味药打碎成粗粒，装大瓶内，加入 75％酒精 5000 毫升，并将斑蝥、千金子等加入密封浸泡 1～2 周，滤去药渣，再加入樟脑溶化，备用。

功用：灭菌止痒。

主治：银屑病、体癣、神经性皮炎。

用法：用毛笔刷涂于皮损上。

（158）普癣水

配方：生地榆 50 克　苦楝子 50 克　川槿皮 95 克　斑蝥 1.5 克（布包）

制法：将前三药打成粗末，装入大口瓶中，加入 75％酒精（或白酒）1000 毫升。密封。浸泡 2 周后，去渣备用。

功用：杀虫止痒。

主治：体癣、神经性皮炎、花斑癣。

用法：外搽　每日 1～2 次。

（159）苦参酒

配方：苦参 310 克　百部 90 克　野菊花 90 克　风眼草 90 克　樟脑 125 克

制法：将前四种药装入大口瓶内，加入 75％酒精（或白酒）5000 毫升，泡 7 天后去渣，加樟脑溶化后，备用。

功用：灭菌止痒。

主治：脂溢性皮炎、皮肤瘙痒症、单纯糠疹、玫瑰糠疹等。

用法：用毛笔刷外涂，每日 1～2 次。

（160）九华粉洗剂

配方：朱砂 18 克　川贝母 18 克　龙骨 120 克　月石 90 克　滑石 620 克　冰片 18 克

制法：以上各药研细末，研和。用九华粉 30 克，甘油 30 克，蒸馏水 1000 毫升，配成洗剂。

功用：收湿止痒。

主治：脂溢性皮炎、丘疹性湿疹。

用法：用毛笔刷涂布。

（161）三石水

配方：炉甘石 90 克　滑石 90 克　赤石脂 90 克　冰片 9 克　甘油 150 毫升

制法：以上各药，研成细粉，加入蒸馏水 10000 毫升中，最后加入甘油，配成药水。

功用：收湿止痒。

主治：丘疹性湿疹、皮肤瘙痒症、脂溢性皮炎、过敏性皮炎。

用法：用时摇动，然后用毛笔刷涂布皮损上。

（162）汗斑擦剂

配方：密陀僧 30 克　硫黄 30 克　白附子 15 克

制法：研成细末。

功用：灭菌除癣。

主治：花斑癣（汗斑）。

用法：用醋调如糊，每日用黄瓜蒂（无时，可改用纱布中填棉花，扎成帚），蘸药磨擦 1 遍，1 日 2 次。

（163）酒皶鼻擦剂

配方：轻粉 6 克　杏仁 12 克　硫黄 12 克

制法：先将轻粉研细，加杏仁同研，最后加硫黄研和。

主治：酒皶鼻、粉刺（痤疮）。

用法：用手指洗净，蘸药磨擦患处。

（164）腋臭擦剂

配方：密陀僧末 15 克　红粉 9 克

制法：研细末。

主治：狐臭症。

用法：用指头蘸药，擦于腋下。

（165）大枫子油（市售成药）

配方：大枫子油 6250 毫升　硼酸 310 克　冰片 30 克
麝香 0.3 克

功用：润肤止痒。

主治：皮肤干燥发痒、痤疮。

用法：外搽。

（166）蛋黄油

制法：取鸡蛋 5～10 个煮熟去蛋白，单用蛋黄放小
铁勺内加植物油少许，文火上干炸，不断搅拌，后炼出
蛋黄油，装瓶备用（须小火，不使出烟）。

功用：生肌长皮。

主治：慢性溃疡日久不生肌、烫伤疮面。

用法：用少许搽疮面。

（167）鸦胆子油

配方：鸦胆子 30 克

制法：将鸦胆子剥去壳，取仁，捣碎，置瓶中加入
乙醚，略高过为度。隔 2 小时后，将上层浮油倒于平底
玻璃皿中，等乙醚挥发后即得鸦胆子油，装小瓶中
备用。

功用：去疣。

主治：扁平疣（适用于少量）、寻常疣。

用法：用牙签挑取很少鸦胆子油，小心点于扁平疣或寻常疣上，不要碰及好皮肤，以免发生凹痕。

注意事项：①在乙醚挥发时，勿近火（如勿划火柴），避免发生爆炸危险，要特别注意。②一次只能点10多个，一般只要点1次，点后发红，有烧灼、疼痛感觉，隔天即变黑，再过二三天即脱落。

（五）泡 洗 药

泡洗药包括两方面：①将药浸于醋中，几天后，用来泡治手足癣。②用药物熬水，用来熏或洗，达到去疣、治疮、止痒等作用。

（168）醋泡方

配方：荆芥18克　防风18克　红花18克　地骨皮18克　皂角30克　大枫子30克　明矾18克

制法：上药用米醋1500毫升，放盆中泡3～5天后备用。

功用：灭菌止痒。

主治：鹅掌风（手癣）、干脚癣。

用法：每天晚上将手或脚浸泡半小时，每剂药可连泡2周为1个疗程，有效继续泡2～3个疗程。

处方来源：验方。

（169）浸泡方

配方：王不留行30克　明矾9克

功用：收敛止汗，灭菌止痒。

主治：汗疱症、手足多汗症、手足癣（皲裂角化型）。

用法：每天用药1份，熬水半盆，趁半温时将手或脚泡15分钟，每日泡2次，再泡时加温。

（170）疣洗方

配方：马齿苋 60 克　蜂房 9 克　陈皮 15 克　苍术 15 克
细辛 9 克　蛇床子 9 克　白芷 9 克　苦参 15 克

功用：去疣。

主治：扁平疣。

用法：每日 1 付煎水半盆，半温时用小毛巾反复擦
洗 15 分钟，每日 4～5 次，洗时加温。

（171）脂溢洗方

配方：苍耳子 30 克　苦参 15 克　王不留行 30 克　明
矾 9 克

功用：收敛止痒。

主治：头皮脂溢性皮炎。

用法：洗前剪短头发，每次用药 1 付，煎水半盆，
用小毛巾沾水，反复洗头皮，每次洗 15 分钟，每天用
原水洗 2 次，隔 3 日洗 1 天。

（172）毛疮洗方

配方：苍耳子 60 克　雄黄 15 克　明矾 30 克

功用：灭菌解毒。

主治：毛疮（毛囊炎）、发际疮。

用法：每日用药 1 付，煎水半盆，用小毛巾沾水，
反复洗患处，每次洗 15 分钟，每天洗 4～5 次，洗时略
加温，洗前剪平头发。

（173）止痒洗方（一号）

配方：豨莶草 30 克　苦参 30 克　地肤子 15 克　明矾 9
克

功用：燥湿止痒。

主治：阴囊、肛门、女阴瘙痒症。

用法：煎水半盆，半温时反复洗患处，每次洗一刻

钟，每日洗 2 次，用时加温。

（174）止痒洗方（二号）

配方：透骨草 30 克　红花 15 克　苦参 30 克　雄黄 15 克　明矾 15 克

功用：软坚、止痒。

主治：下肢顽癣（神经性皮炎）、皮肤淀粉样变（皮损极厚）。

用法：煎水半盆，半温时用小毛巾反复洗患处，每日 3～4 次，每次 15 分钟。